Peter Ripota

ASTROMEDIZIN

Gesundheit aus den Sternen

Mosaik Verlag

© 1986 Mosaik Verlag GmbH, München / 5 4 3 2 1
Illustrationen: Heinz Bogner
Umschlaggestaltung: Peter Kahrl
Satz: Filmsatz Schröter GmbH, München
Druck und Bindung: Mohndruck Graphische Betriebe GmbH, Gütersloh
Printed in Germany · ISBN 3-570-02591-8

Inhalt

Neue Wege
zu mehr Gesundheit

Unsere Zeit bemüht sich um eine neue Einstellung zu Gesundheit und Krankheit. Nicht nur, daß uralte Heilmittel und -methoden wiederentdeckt werden; nicht nur, daß die Bevölkerung dem Verhalten der eingesessenen Ärzteschaft mit wachsender Kritik gegenübersteht – es bildet sich auch ein neues Bewußtsein bezüglich dessen, was »gesund« und was »krank« bedeutet. Krank ist in diesem Sinne nicht nur derjenige, dem der Magen weh tut oder das Zahnfleisch blutet, krank ist auch derjenige, der den Sinn seines Lebens nicht mehr findet oder die Probleme seiner Kindheit nicht bewältigt hat.

Und Gesundheit wird nicht mehr gleichgesetzt dem Fehlen von Krankheit – gemäß dem Spruch Wilhelm Buschs, daß das Gute immer das Böse wäre, das man lasse –, sondern Gesundheit wird in einem höheren, beinahe religiösen Sinne interpretiert. Ein Mensch ist dann gesund, wenn er seinem Leben einen Sinn geben, wenn er im Einklang mit den Mächten des Universums oder den Gesetzen des Kosmos leben kann. Eine solche Auffassung von Krankheit und Gesundheit kommt aber ohne Zuhilfenahme anderer Geistesdisziplinen nicht mehr aus. Medizin, Biologie und Chemie allein reichen nicht, den Menschen in seiner Gesamtheit zu erfassen.

Und so wird heute nach neuen Diagnosetechniken und Heilverfahren gesucht, die sich zum Teil als uralt erweisen, und dennoch in unsere moderne Welt passen. Man muß sie nur richtig deuten, gelegentlich auch uminterpretieren.

Eine dieser alten »Wissenschaften«, nicht im naturwissenschaftlichen Sinn, ist die ASTROLOGIE. Da ihre Anhänger und Praktikanten soviel Schindluder damit getrieben haben und weiterhin treiben, bemühen sich ernsthafte Forscher dieses Gebiets um neue Namen. So ist dann von »Kosmobiologie« oder »Kosmopsychologie« die Rede, vom Einfluß extraterrestrischer Energiequellen, von exogenen Rhythmen und so weiter. Im Grunde aber bleibt ein Drache ein Drache, auch wenn er sich als Haushund verkleidet.

Hier soll mit »Astrologie« gearbeitet werden, doch nicht im Sinne all derer, die lautstark verkünden, sie könnten Geburt und Tod voraussagen oder die Zukunft königlicher Häuser bestimmen. Hinter all dem Wust an Aberglauben, naiven Reden, Schabernack und Scharlatanerie soll versucht werden, den Kern wahrer Erkenntnisse herauszuschälen, soweit sie Gesundheit und Krankheit betreffen, in dem oben beschriebenen Sinne. Es werden aus sehr einfachen Annahmen und Erkenntnissen erstaunliche Resultate entspringen – erstaunlich deshalb, weil sie tatsächlich helfen können, »Krankheiten« zu verhüten oder zu überwinden, weil sie neue Möglichkeiten zeigen, zu einem höheren Grad von »Gesundsein« zu gelangen.

Die Denkweise der Astrologie wird viele Leser zunächst befremden. Im Gegensatz zur klassischen Naturwissenschaft, die heute im Bereich der modernen Physik teilweise schon überholt ist, arbeitet die Astrologie oft mit Metaphern, Analogien, Gesamtzusammenhängen, mit Bildern und Vergleichen. Es gibt in der Astrologie keine Kausalität im gewohnten Sinn, also im Sinn der klassischen Physik. Die Astrologie vertritt vielmehr den Standpunkt der modernen Teilchenphysik: Alles hängt irgendwie zusammen, das gesamte Universum ist ein geschlossenes System, in dem zu jeder Zeit jedes Teilchen »weiß«, was alle anderen Teilchen tun. Wie, das versteht heute noch niemand. Indes, die alten Meister der Esoterik, die chinesischen Philosophen, indischen Yogis und ägyptischen Priester, von den mehr mystischen Atlantiden und Hyperboräern ganz zu schweigen, wußten um diesen Gesamtzusammenhang, den die Astrologie griffig zusammenfaßt unter dem Schlagwort: wie oben, so unten. Der Mensch als lebender Mikrokosmos ist ein Abbild des ebenfalls lebendigen Makrokosmos. Das Universum beeinflußt ihn, aber auch er beeinflußt mit seinen Worten, Gedanken und Taten das All um ihn herum. Darum wollen wir nicht von »Einfluß« sprechen, sondern von Zusammenhang, Konkordanz, oder von Diskordanz, die zu Krankheit führt. Mikro- und Makrokosmos bilden eine unbegreifliche Einheit, so wie Teilchen und Welle in der Quantenphysik zusammengehören, ohne daß wir dies wirklich begreifen und uns vorstellen können.

In diesem Sinn wird dieses Buch über Astrologie und Gesundheit und natürlich auch Krankheit, eine Hilfe im Alltag, aber auch in der Sinnfindung des Lebens sein.

Peter Ripota

Homöopathie und Astrologie

Die klassische Medizin wendet für alle Menschen bei einer Krankheit ein bestimmtes Mittel an. In der Homöopathie gibt es für einen Menschen gegen alle Krankheiten ein Mittel. Man sagt auch, die klassische Medizin sei krankheitsbezogen, die Homöopathie dagegen menschenbezogen. Das ist natürlich etwas überspitzt formuliert, stimmt aber dennoch im wesentlichen.

Ein zweiter Unterschied bereitet dem Laien und dem naturwissenschaftlich geschulten Fachmann Verständnisschwierigkeiten. In der klassischen Medizin wirkt ein Mittel um so stärker, je konzentrierter es ist. In der Homöopathie wirkt ein Mittel um so stärker, je stärker verdünnt es ist!

Auch der dritte Unterschied läßt sich schwer mit unserem Verständnis von Krankheit, Heilmittel und Gesundung vereinbaren. Ein Heilmittel der klassischen Medizin ist dann richtig, wenn die Symptome schwächer werden oder ganz verschwinden. Ein homöopathisches Mittel dagegen ist dann richtig, wenn die Symptome stärker werden oder überhaupt erst auftreten!

Zugegeben, diese Gegenüberstellungen sind stark vereinfacht, doch zeigen sie die grundsätzlichen Unterschiede dieser beiden Heilverfahren, wobei die klassische Medizin kein einheitliches Heilsystem darstellt. Mit der Astrologie hat die Homöopathie viel gemeinsam. So ist auch in der Astrologie das seltsame Phänomen zu beobachten, daß ein Himmelskörper um so tiefer wirkt, je weiter entfernt von der Erde er ist. Der erdnahe Mond, dessen Einfluß auf das irdische Leben in zahlreichen Untersuchungen festgestellt wurde, wirkt nur flüchtig und hauptsächlich auf die Körperflüssigkeiten. Der winzige und weit entfernte Pluto dagegen entfaltet tiefgreifende und unheimliche Wirkungen, die bis in die genetische Substanz vordringen und den Menschen von Grund auf und radikal umgestalten können. Das jedenfalls behauptet die Astrologie.

Dem Mond entspricht in der Homöopathie ein Mittel in tiefer Potenz, d. h. in geringer Verdünnung, dem Pluto ein solches in hoher Potenz, in starker Verdünnung also. Sowohl in der Homöopathie als auch in der Astrologie fehlt eine Erklärung für dieses seltsame Phänomen. Plutos physikalischer Einfluß ist so schwach, daß er auf der Erde unmöglich gefühlt werden kann, da wesentlich stärkere Kräfte ihn total übertönen – elektromagnetische Felder, Gravitationseinflüsse von Sonne, Mond und den anderen Planeten, jede mögliche Form von Strahlen. Ebenso auf der anderen Seite: Ein homöopathisches Mittel jenseits einer zu schwachen Verdünnung kann nach den Erkenntnissen der Wissenschaft gar nichts bewirken, da in ihm kein einziges Atom der wirksamen Substanz mehr vorhanden ist!

Nun kann man natürlich in beiden Fällen von Autosuggestion, Placebo-Effekt oder schlichtweg Humbug sprechen. Wir sollten aber – in einer Zeit des Umbruchs aller Wertvorstellungen und wissenschaftlichen Grundlagen – vorsichtig sein mit der Verdammung von etwas, das dem Menschen nicht, noch nicht oder auch nicht mehr zugänglich ist. Besser ist es, jene Informationen herauszufiltern, zu modernisieren und zu verbessern, die bei der Bewältigung von Lebensproblemen helfen können. Eine astromedizinische Analyse, also eine Diagnose aus den Sternen, kann niemals eine Diagnose nach herkömmlichen Verfahren, seien sie klassischer, seien sie homöopathischer Natur, ersetzen. Aber die Sterne liefern wertvolle Hinweise auf verborgene Qualitäten, positiver und negativer Natur, die die weitere Untersuchung erleichtern.

Mit Hilfe der Astrologie sind in erster Linie Aussagen über die Konstitution eines Menschen möglich, also über Krankheitsanlagen, die aller Wahrscheinlichkeit nach aus dem Erbgut stammen. Die Astrologie kann außerdem Hinweise geben über die individuell »richtige« Lebensweise. Und schließlich sind mit Hilfe astrologischer Prognosetechniken auch Gefahrenzeiten und die dabei zu treffenden Maßnahmen möglich. Hier zeigt sich die einzigartige Überlegenheit der Astrologie, denn zeitlich derartig exakte Aussagen sind nirgendwo sonst möglich.

Man darf jedoch niemals behaupten, ein Mensch müsse zur Zeit T zwangsläufig an der Krankheit X erkranken. Ebensowenig kann man aufgrund der Sterne angeben, wann ein Mensch sterben wird, was leider von manchen publicitysüchtigen Scharlatanen immer wieder behauptet wird.

Der Mensch ist durch Anlage und Erbgut, durch Umwelt und Ernährung stark geprägt. Aber nicht so stark, daß er ein Spielball dieser Kräfte wäre und keine Freiheit besäße. Wer sich selbst kennt und erkennt, wer um seine Schwächen und Stärken weiß und sie auch akzeptiert, der kann auch schlimme Anlagen überwinden und in Harmonie mit sich, der Umwelt und seinem Kosmos leben.

Muß er dazu bestimmte Heilmittel anwenden, Diät halten oder zum richtigen Gott beten? Die Astrologie vermittelt nicht nur interessante Erkenntnisse durch ihre Aussagen, sondern auch durch das, was sie nicht sagen oder sehen kann. Und sie kann niemals sagen, ob sich ein bestimmter Aspekt, also beispielsweise eine Gestirnkonstellation, auf der körperlichen oder der seelisch-geistigen Ebene auswirken wird. Dazu ein Beispiel:

In der Astrologie beeinflußt der *Mond* einerseits die

Stimmungen und Gefühle des Menschen, andererseits die Körperflüssigkeiten, besonders die Lymphe. Der Planet *Neptun* steht für Unklarheit, Verwirrung, Lähmung und Vergiftung. Eine schwierige Winkelverbindung zwischen Mond und Neptun, ein sogenannter Spannungsaspekt kann nun auf zwei Ebenen gedeutet werden:

▷ auf der seelisch-geistigen Ebene heißt dies, daß die betreffende Person über die eigenen Gefühle keine Klarheit besitzt;

▷ auf der körperlichen Ebene läßt es auf eine Lähmung des Lymphsystems schließen, mit den bekannten Folgen: Schwächung der Abwehrkräfte, Empfänglichkeit gegenüber Infektionskrankheiten.

Was haben die beiden Deutungen miteinander zu tun? Bedingen sie sich gegenseitig? Wo ist der Ansatzpunkt für eine Heilung?

Scheinbar besteht keine Gemeinsamkeit. Nun kann man ein abstraktes Verbindungsglied suchen, doch ist dies gar nicht erforderlich. Die beiden Deutungen bedingen sich nicht gegenseitig, wohl aber liegt eine wechselseitige Abhängigkeit vor. Der Ansatzpunkt für eine Heilung kann auf beiden Gebieten liegen. So könnte ein astrologischer Berater seinem Klienten, der über häufige Erkältungskrankheiten klagt, den Rat geben: Lerne deine Gefühle kennen! Kein klassischer Arzt käme auf eine scheinbar so abstruse Idee.

Die Sterne hingegen zeigen Zusammenhänge auf, die wir heute noch nicht erklären, wohl aber erkennen und praktisch verwerten können. Aus ihnen können wir Behandlungsmethoden ableiten, welche den Menschen in seiner Ganzheit erfassen und nicht an irgendwelchen Symptomen kurieren.

Übrigens wäre hier auch der umgekehrte Fall denkbar: Einem Klienten, der nie weiß, ob er jemanden liebt oder haßt oder welche gefühlsmäßige Einstellung zu Menschen und Dingen er hat, kann geraten werden, sich einer Lymphdrainage zu unterziehen!

Wer gewohnt ist, stets logisch zu denken, wird es sowohl in der Homöopathie als auch in der Astromedizin schwer haben. Beide Disziplinen erfordern den Blick fürs Ungewöhnliche, Kuriose, Paradoxe. Beide verlangen einen offenen Geist, Sinn für menschliche Schwächen, Einfühlungsvermögen und viel Erfahrung. Für beide gibt es keine Patentrezepte, keine Computerdiagnosen, obwohl in beiden Fällen der Computer wertvolle Hilfe leisten kann. Jeder »Fall« ist individuell zu lösen. Es gibt nämlich keine »Fälle«, sondern nur Menschen, denen individuell geholfen werden muß.

Wie aber kann man aus den Sternen auf Krankheitsanlagen schließen? Dafür gibt es viele Verfahren, einfache und komplizierte. Für den Anfänger – und für ihn ist dieses Buch bestimmt – sind nur einfache, klare und unmittelbar einleuchtende Erkenntnisse und Verfahren geeignet. Glücklicherweise gibt es die auch. So einfach sie wirken, sie bringen dem Patienten Hilfe. Und darauf kommt es an.

Sechs Thesen zur Astrologie

Bevor auf die einzelnen Sternzeichen eingegangen wird, sollen hier einige wertvolle Erkenntnisse in Form von Thesen vermittelt werden. Die Logik der Folgerungen ergibt sich dann, wenn man die Astrologie als Wissenschaft akzeptiert.

These 1: *Die Astrologie kann zwischen Körper, Seele und Geist nicht unterscheiden.*
Folgerung: Es gibt keinen Unterschied zwischen Körper, Seele und Geist. Alles ist eine Einheit.

Das wußten schon unsere Vorfahren, das wissen heute noch die sogenannten primitiven, d. h. nicht-zivilisierten Völker, die ihre Kranken mit Psychotherapie und Hypnosetechniken ebenso behandeln wie mit Kräutern und Knochenwerkzeugen. Aus der negativen Aussage der These 1 kann eine positive formuliert werden: Eine körperliche Erkrankung kann auch über den Geist, eine seelische über den Körper geheilt werden. Und da man in der Astrologie die Zusammenhänge stets sofort sieht, wenn auch nicht durchschaut, sind diese Ansatzpunkte beliebig wählbar. Das wurde auch oben mit dem Beispiel des Spannungsaspekts zwischen Mond und Neptun gezeigt. So kann man bei der Wahl eines Medikaments oder einer Therapie multifunktional vorgehen, d. h., für Körper, Seele und Geist etwas verschreiben, was die Wirkung der Therapie erhöht oder überhaupt erst ermöglicht.

These 2: *Die Astrologie kann zwischen Innenwelt und Außenwelt nicht unterscheiden.*

Folgerung: Krankheiten können nach außen projiziert oder »stellvertretend« ausgelebt werden.

Als astrologischer Berater erlebe ich es oft, daß ein im Horoskop sichtbarer starker Aspekt überhaupt nicht ausgelebt wird. Forscht man ein wenig nach, kommt oft die bemerkenswerte Tatsache zum Vorschein, daß der betreffende Mensch mit einem anderen liiert ist, der den entsprechenden Aspekt stellvertretend für ihn lebt – und zwar meistens eine negative, dunkle, verleugnete Seite der eigenen Persönlichkeit. Konkret: Eine Frau mit einem Gewaltaspekt in ihrem Horoskop macht einen milden, sanftmütigen, in keiner Weise gewalttätigen Eindruck. Doch sie ist mit einem Mann verheiratet, den viele als brutal und gewalttätig empfinden. Und keiner versteht, warum die arme Frau ihrem Mann die Treue hält – bis auf den Astrologen.

Ähnlich ist es mit Krankheiten, und hier kann man wieder etwas Positives daraus machen. Wer in sich den »Todesaspekt« (siehe Seite 174) hat und spürt, der kann diese seine dunkle Seite am besten überwinden und sogar ins Positive umkehren, indem er in seiner Umgebung ständig mit dem Problem des Todes konfrontiert wird, beispielsweise als Arzt/Ärztin auf einer Intensivstation, als Sanitäter für schwere Verkehrsunfälle, als Mitarbeiter bei der Feuerwehr, in der Seenotrettung usw. Also wiederum das gleiche Phänomen: Eine negative Aussage der Astrologie – ein Nichtwissen – wird zu einem positiven Heilverfahren.

These 3: *Es gibt astrologische Faktoren, welche die Wirklichkeit verschleiern.*

Folgerung: Die Astrologie kann keine Wissenschaft im üblichen Sinn sein.

Die Betonung liegt dabei auf dem Wort »üblich«, denn die Zeit ist reif für einen neuen Wissenschaftsbegriff. Und die Initiative dazu geht von der modernen Physik aus, so daß man sich hier keine Gedanken darüber machen muß. Wie schon bei These 1 und 2 läßt sich auch jetzt etwas Positives für Krankheitsdiagnose und -therapie formulieren. Zunächst: Was ist mit solchen Faktoren gemeint? Auch wurde schon ein Beispiel angeführt: Der Planet Neptun ist der große Verschleierer. Am besten charakterisiert man ihn als Nebel mit teilweise giftigen Dämpfen. Neptun im Horoskop bedeutet also: An dieser Stelle sind eindeutige Aussagen schwer zu machen. Daraus folgt, daß man hier besonders aufpassen muß, und sich nicht auf eine ärztliche Diagnose verlassen darf, sondern öfter und auf verschiedene Arten eine Untersuchung vornehmen sollte. Die Aussage, daß hier etwas verschleiert wird, ist durchaus exakt!

Also: Bei Neptunaspekten nicht locker lassen, sondern etwas dagegen tun, auch wenn man nichts sieht, nichts spürt, nichts messen kann. Denn Neptun betäubt auch, und das kann gefährlich sein.

These 4: *Jeder Mensch hat ein anderes Horoskop.*
Folgerung: Es gibt keine Allheilmittel.

Wenn von vielen als Wundermittel eine »natürliche Lebensweise« oder Vitamin C propagiert wird, so stecken dahinter zweifellos tiefe und wichtige Erkenntnisse. Dennoch sollte man vorsichtig sein mit dem Verallgemeinern. Die wahre Natur des Menschen herauszufinden, haben sich schon viele Philosophen, Mediziner, Anthropologen, Biologen, Psychologen und andere Denker bemüht. Und jeder kam zu anderen Ergebnissen, wie auch die Untersuchungen der Völkerkundler bezeugen. Man weiß nicht, was »der Mensch« wirklich ist oder was seiner »wahren« Natur entspricht. Der Mensch ist extrem flexibel, und seine

»Natur«, was immer man darunter versteht, ändert sich wohl auch im Lauf der Zeit.

Im Horoskop dagegen sind individuelle Faktoren sichtbar, und auf sie sollte sich eine Therapie oder eine Empfehlung stützen. Eine solche Vorgehensweise macht die Analyse, Diagnose und Beratung natürlich auch viel schwerer, als bei Annahme einer einzigen, typisch menschlichen Natur. Doch der Patient wird es danken, wenn er als Mensch in seiner Ganzheit akzeptiert und nicht nach isolierten Funktionen behandelt wird.

These 5: *Die Astrologie beschreibt Zeitqualitäten, nicht Menschen.*

Folgerung: Aus dem Horoskop kann man nicht erkennen, ob ein Mensch gesund oder behindert zur Welt kommt.

»Zeitqualität« bedeutet: Man kann ein Horoskop für jeden beliebigen Zeitpunkt aufstellen. Das Horoskop beschreibt die Eigenschaften dieses Zeitpunkts, seine Entwicklung, sein inneres Potential. Was das im einzelnen heißt, hängt davon ab, wie man das Horoskop interpretiert. Wurde ein Mensch geboren, ein Tier, eine Pflanze? Entstand zu dieser Zeit eine Idee, eine Firma, ein Staat? Ist die Geburt wörtlich oder nur symbolisch zu nehmen? All das kümmert die Astrologie zunächst nicht; relevant wird es erst bei der *Interpretation* des Horoskops. Denn da muß sehr wohl auf die Art des geborenen Lebewesens, auf die Umstände und sogar die Beschreibungssprache Rücksicht genommen werden. Ein bestimmter Aspekt wie zum Beispiel »Sonne im Schützen« bedeutet immer das gleiche; seine Auswirkung auf den konkreten Fall aber kann ganz unterschiedliche Interpretationen zulassen.

Um auf die konkrete Schlußfolgerung zurückzukommen: Möglicherweise wäre eine Behinderung dann zu sehen, wenn man das Horoskop auf den Zeitpunkt der Zeugung machen würde. Doch diesen Zeitpunkt kennen wir noch nicht. Eine weit kühnere und sehr positive Folgerung wäre die, daß es gar keine Behinderungen gibt. Tatsächlich gehen die Anthroposophen so vor bei der Behandlung behinderter Kinder. Sie tun so, als seien diese normal, nur ihre Seele wäre irgendwo versteckt. Und mit dieser Auffassung haben sie erstaunliche Heilerfolge. Also auch hier wieder der gleiche Schluß: Was man nicht sieht, existiert möglicherweise gar nicht! Und daraus kann man wertvolle Therapiehinweise gewinnen.

These 6: *Im Horoskop sind keine Krankheiten erkennbar.*
Folgerung: Es gibt keine Krankheiten.

Das geht aber nun doch zu weit. Nur weil die Astrologie es nicht schafft, Krankheiten zu erkennen, soll die ganze ärztliche Wissenschaft hinfällig sein? Was ist denn dann mit den Arthrosen, Nekrosen und Skrofulosen, mit der Rhinitis, Gastritis und Enzephalitis, mit Bluthochdruck, Zuckerkrankheit und Krebs? Sie existieren und plagen die Menschen.

Die Radikalität der Folgerung stammt nicht von mir. Ich habe sie von der Homöopathie übernommen. Die Homöopathie behandelt keine Krankheiten, sondern nur kranke Menschen. In ihrer reinen Form bemüht sie sich nicht herauszufinden, an welcher Krankheit jemand leidet; sie bemüht sich, für diesen einen Menschen das nur für ihn in diesem Zeitpunkt richtige Heilmittel zu finden. Der Umweg über eine Krankheitsnomenklatur wird vermieden. Genauso direkt geht die moderne spagyrische Forschung vor, eine Weiterentwicklung der Alchemie. So fand der Forscher Ulrich Jürgen Heinz eine Methode, Blut ohne Hilfe anderer Stoffe zu kristallisieren. Die so entstehenden Formen vergleicht er mit den Kristallisationsformen von pflanzlichen, tierischen, mineralischen Säften. Findet er eine Form, die mit der Kristallstruktur des Bluts übereinstimmt, dann hat er das Heilmittel für diesen Menschen gefunden. An welcher Krankheit er leidet, ist dabei völlig belanglos. Übrigens interessiert das auch den Patienten nicht: Der will gesund werden und nicht von einer bestimmten Krankheit genesen oder gesagt bekommen, gegen diese Krankheit kenne die Medizin kein Mittel.

Modifiziert man also die Folgerung, so lautet sie: Es gibt nur kranke *Menschen*, und jede Erkrankung ist individuell und muß auch so behandelt werden.

Tierkreiszeichen

Wer kennt nicht sein »Sternzeichen«! Gemeint ist jener Himmelsabschnitt, in dem die Sonne zur Zeit der Geburt stand. Korrekt muß es heißen »Tierkreiszeichen«, weil es nichts mit Sternen zu tun hat. Die Sonne ist der wichtigste Himmelskörper für das Leben auf der Erde und natürlich auch für den Menschen. Darum begnügen sich auch viele Laien und Astrologen mit der Ausdeutung der zwölf Sonnenzeichen. Für eine ausführliche und differenzierte Ausdeutung reicht das nicht, aber für den Anfang sagen die Tierkreiszeichen der Sonne, kurz »Sonnenzeichen«, schon eine ganze Menge aus, vor allem auch über körperliche Schwächen und Dispositionen. Das Sonnenzeichen gibt sogar Hinweise auf homöopathische Heilmittel, die die Konstitution stärken und damit eine Menge konstitutionsbedingter Krankheiten verhindern können. Was sind nun Tierkreiszeichen und wie wirken sie?

Bei allen Erklärungsversuchen und Theorien der Astrologie ist Vorsicht geboten. Wenn man sich auf die praktischen und überprüfbaren Auswirkungen astrologischer Aspekte beschränkt, kann nichts passieren. Doch Theorien sind ein Kapitel für sich. Ich glaube, daß man zu ganz anderen Denksystemen gelangen muß, bevor es gelingt, astrologische Phänomene wissenschaftlich und konsequent zu erklären, sie aus Grundannahmen abzuleiten. Die Ansätze für diese Denksysteme findet man in der modernen Physik, in den Bemühungen der Naturwissenschaftler um ein einheitliches Weltbild, in dem alle Kräfte und Erscheinungen in einer einheitlichen »Weltformel« zusammengefaßt sind.

Man stelle sich vor, die Erde wäre ein Lebewesen. Ein anerkannter britischer Geologe hat darüber sogar ein Buch geschrieben. Wie jedes Lebewesen besitzt auch die Erde eine Aura, eine Art Energiesphäre, die sie umgibt und die Einflüsse aus dem Kosmos filtert. Nun scheint diese irdische Aura zwölfgeteilt zu sein. Durch die Bewegung der Erde um die Sonne hält sich unser Zentralgestirn je ein Zwölftel des Jahres in einem Abschnitt dieser Aura auf. Dadurch wird der Einfluß der Sonne auf spezielle Art gefiltert. Die Sonne wirkt anders, sie bekommt, bildlich gesprochen, verschiedene Farben. Da die Sonne, astrologisch-psychologisch gesehen, eine Grundfarbe besitzt, wird sie in den Jahresabschnitten am stärksten durchscheinen, in denen das Tierkreisfilter die gleiche Farbe hat. Umgekehrt wird ihr Einfluß bei der Gegenfarbe stark eingeschränkt. Und das ist die Wirkung der Tierkreiszeichen – nicht nur bei der Sonne.

Alle Planeten werden in ihrer irdischen Wirkung durch die Aura der Erde beeinflußt. Die charakteristischen Einflüsse der Mitglieder des Sonnensystems werden also durch die Tierkreiszeichen-Aura leicht verändert. Und diese Änderungen beeinflussen unser gesamtes Wesen, natürlich auch unseren Körper.

So kommt es, daß Menschen, die unter einem bestimmten Zeichen geboren wurden, entsprechende körperliche Ausprägungen und Schwächen aufweisen. Glücklicherweise sind die Menschen nicht so festgelegt – die Einflüsse nicht so bindend –, daß alle Menschen dadurch vereinheitlicht wären und es nur noch zwölf Typen gäbe. Die Umwelteinflüsse zur Zeit der Geburt und danach spielen ebenfalls eine nicht unerhebliche Rolle, die Erbfaktoren formen den Menschen mit. Außerdem wirken sich die anderen Himmelskörper aus. Doch die Grundtendenz bleibt bei allen unter einem Zeichen Geborenen gleich – und sie gibt uns Hinweise auf Krankheiten und Schwächen.

Das Schema dazu ist sehr einfach und sehr alt. Es wurde bereits von den griechischen Astrologen aufgezeichnet und besonders von den Heilern des Mittelalters verwendet. Seine schönste Darstellung finden wir im berühmten Stundenbuch des Herzogs von Berry aus dem 15. Jahrhundert. Gemeint ist der »Sternenmann«, den wir in zahlreichen mittelalterlichen Texten zu Astrologie, Medizin und Kräuterkunde finden. Dabei wird der menschliche Körper in zwölf Regionen unterteilt, die den einzelnen Tierkreiszeichen zuzuordnen sind. Die Einteilung ist ganz einfach: die zeitliche Reihenfolge der Tierkreiszeichen wird auf den Körper projiziert. Das astrologisch erste Zeichen, Widder, entspricht dem höchsten Punkt des aufrecht stehenden Menschen – dem Kopf. Das letzte Tierkreiszeichen, Fische, entspricht dem tiefsten Punkt des aufrecht stehenden Menschen – den Füßen. Das sieht dann, etwas ausführlicher, so aus:

Die folgende Aufstellung zeigt, welches Organ bzw. welche Körperregion dem jeweiligen Tierkreiszeichen zugeordnet wird; dort wird der Betreffende meist auch anfällig sein für Beschwerden.

Widder: Kopf: Gehirn, Augen, Kiefer, Zähne (Aktivierungssysteme)
Stier: Hals: Rachen, Kehle. Nase, Schleimhäute (Stoffwechselsysteme)
Zwillinge: Schultern: Schlüsselbein, Arme und Hände, Lungen (Nervensysteme)
Krebs: Magen, Bauchgegend (Gebärmutter)
Löwe: Herz, Brust, Kreuzgegend
Jungfrau: Verdauungsapparat: Dünndarm, Leber, Galle

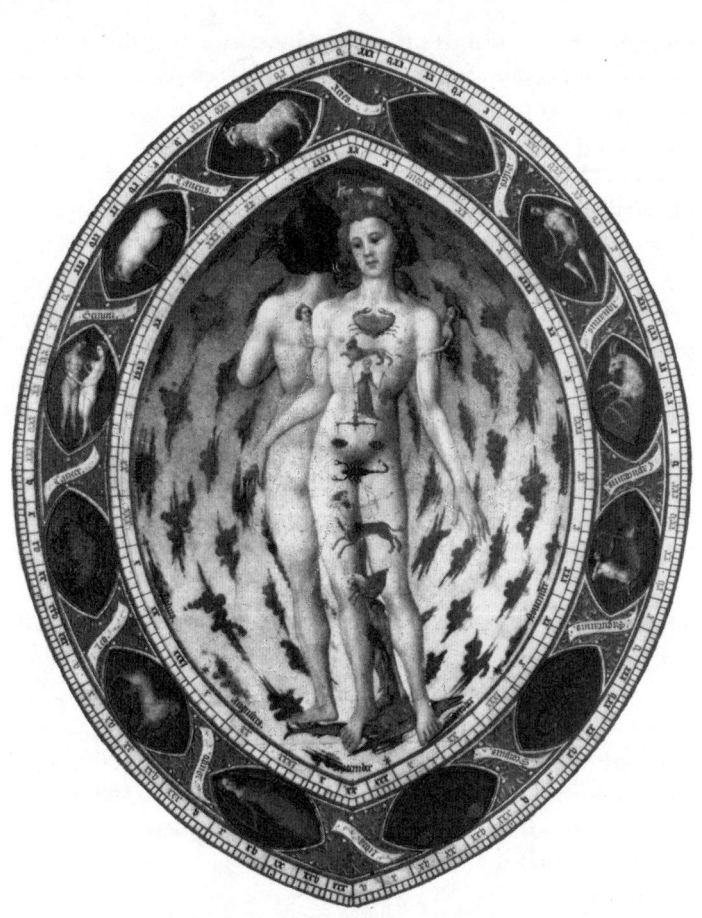

Waage: Nieren, Lenden (Regulationssysteme)
Skorpion: Ausscheidungs- und Geschlechtsorgane
Schütze: Hüfte, Becken, Oberschenkel
Steinbock: Knie, Gelenke allgemein (Skelett)
Wassermann: Unterschenkel und Knöchel (peripherer Blutkreislauf, autonomes Nervensystem)
Fische: Füße (Lymphsystem)

Neben dem Sonnenzeichen hat auch der *Aszendent* (siehe

Seite 61) einen starken Einfluß auf das Wesen eines Menschen. Der Aszendent ist jenes Tierkreiszeichen, welches zur Zeit der Geburt am Osthorizont aufgeht. Wird man zu Sonnenaufgang geboren, dann sind Aszendent und Sonnenzeichen identisch. Sonst unterscheiden sich die beiden, denn das Sonnenzeichen ist durch den Jahresrhythmus, das Aszendentenzeichen durch den Tagesrhythmus, bestimmt. Zur Bestimmung des Aszendenten benötigt man die genaue Geburtszeit und die geografischen Positionen des Geburtsorts.

Astromedizinisch bedeutet der Aszendent die Grenze zwischen Ich und Umwelt. Er ist unsere Haut, im wörtlichen und im übertragenen Sinn. Außerdem bestimmt er unser Verhalten der Umwelt gegenüber. In diesem Sinne kann er mit C. G. Jungs »Persona« identifiziert werden, also mit der Maske, die wir alle im Alltag tragen.

Das Verhalten hat auch Einfluß auf die Art und Verarbeitung von aufgenommenen Stoffen, also von Nahrung oder Medikamenten. So ist beispielsweise beim Zeichen Stier als Aszendent die Gefahr groß, daß man zuviel Nahrung zu sich nimmt und dazu noch bequem wird. Beim Steinbock als Aszendentenzeichen besteht eine Neigung, aufgenommene Stoffe nicht mehr oder nur langsam wieder abzugeben, was dem Anklammerungsprinzip dieses Zeichens entspricht. Somit besteht die Gefahr von Vergiftungen chronischer Natur, besonders durch Medikamente.

Der Aufbau des Tierkreises

Anfänger der Astrologie haben Schwierigkeiten, sich die Tierkreiszeichen, ihre Reihenfolge und ihre Eigenschaften zu merken. Es gibt ein einfaches Verfahren, die astrologischen Zeichen nach verschiedenen Gesichtspunkten zu ordnen. Als Physikstudenten mußten wir das Periodensystem der chemischen Elemente auswendig vor- und rückwärts hersagen können. 92 Elemente sind es, deren Namen und Reihenfolge man wissen sollte. Zunächst glaubte keiner, daß er das schaffen würde, aber glücklicherweise ist das Periodensystem strukturiert. Es besteht aus waagrechten Reihen, den Perioden, und aus senkrechten Spalten, den Gruppen. Die Gruppen sind weiter unterteilt. Lernt man das System auf diese hierarchische Weise, merkt man sich also zunächst die Ordnungsschemata, dann ist es nachher viel leichter, die 92 Elemente einzuordnen und zu memorieren.

Etwas Ähnliches ist auch beim Tierkreis möglich, und zwar auf einer viel tieferen Stufe. Die zwölf Zeichen kann man einteilen nach den vier *Elementen* und nach den drei *Aktivitätsformen*. Wer diese sieben Grundbestandteile gut kennt, kann sich nicht nur die zwölf Zeichen des Tierkreises leichter merken, er kann auch sofort Aussagen über jedes einzelne Zeichen machen, ohne in Büchern nachschauen oder auf unausrottbare Vorurteile zurückgreifen zu müssen.

Wer zunächst die Elemente kennenlernt, danach die Aktivitätsformen, und zuletzt die Tierkreiszeichen als Kombination dieser beiden Begriffssysteme, versteht mehr, als wer jedes Zeichen einzeln betrachtet, wie es oft in üblichen Astrologiebüchern geschieht.

Die vier Elemente

Schon die alten Griechen kannten vier Menschentypen – Sanguiniker, Melancholiker, Choleriker, Phlegmatiker –, die sie aufgrund psychologischer Urqualitäten erhielten. Und das waren die bekannten Elemente Feuer, Erde, Luft und Wasser. Sie bilden auch die Grundlage des Tierkreises und damit auch des astrologischen Verständnisses unserer Körperfunktionen und Krankheitsdispositionen. Jedes Tierkreiszeichen gehört zu einem der vier Elemente.

Feuer   Feuerzeichen sind Widder, Löwe, Schütze

Feuer ist sehr beweglich, energievoll, unberechenbar und rot. Chemisch gesehen handelt es sich dabei um einen Oxidationsprozeß stürmischer Natur. Ohne Sauerstoff, der in der Luft vorhanden ist, gibt es kein Feuer.

Triviale Erkenntnisse, doch überträgt man diese einfache Beschreibung auf den menschlichen Körper, lassen sich Beziehungen zwischen den Phänomenen des Elements, d. h. den sichtbaren Erscheinungen und Körperfunktionen herstellen.

Für die Bewegung sind die Muskeln zuständig.

Die energiereichsten Körperteile sind ebenfalls die Muskeln und die für den Energietransport zuständigen chemischen Verbindungen wie ATP (Adenosintriphosphat). Ganz allgemein kann man sagen, daß die Phosphorverbindungen energiereich sind (siehe dazu Seite 85, Schüsslersalze).

Die Oxidation geschieht durch den Sauerstoff, den das Blut zu den Zellen bringt. Blut hat auch die Farbe des Feuers: rot.

Der Unberechenbarkeit des Feuers entspricht auch die Funktion der Muskeln, da sie sich sehr rasch zusammenziehen können.

Wer sich nur daran erinnert, daß dem *Widder* das Gehirn als Aktivierungsorgan für motorische Impulse, dem *Löwen* das Herz als zentrales Blutorgan und dem *Schützen* die Oberschenkel als zentrales Fortbewegungsorgan entsprechen, der hat das Wesen des Zeichens Feuer, auf körperlicher Ebene, erfaßt.

Luft   Luftzeichen sind Zwillinge, Waage, Wassermann

Luft ist beweglich und flüchtig. Sie durchdringt feinste Röhren, wodurch auch die Erde mit Luft getränkt wird (Kapillarwirkung) und ist erfüllt von elektromagnetischen Phänomenen: Polarlicht, Blitze, elektromagnetische Felder. Auf den Körper übertragen: Dem Luftelement entsprechen die Luft, das Luftzeichen Zwillinge ist für die Lunge zuständig, sowie die flüchtigen elektrischen Phänomene, also die Nervenleitung, das Luftzeichen Wassermann ist für das autonome Nervensystem verantwortlich, und alle Organe, die aus feinsten Röhren aufgebaut sind. Dazu gehören neben der Lunge und ihren Alveolen vor allem die Nieren, die dem Luftzeichen Waage unterstehen und die feinen Blutgefäße, die Kapillaren, die dem Luftzeichen Wassermann unterstehen.

Hier wird auch ein Zusammenhang zwischen Feuer und Luft deutlich: Feuer kann nur in Luft, d. h. wenn Sauerstoff zugeführt wird, brennen. Auf den Menschen übertragen heißt dies: Eine Aktivierung der Muskelfasern (Feuer) ist nur über Nervenimpulse (Luft) möglich. Die beiden Elemente Feuer und Luft zählen auch zu den *aktiven* Elementen. Früher sagte man dazu: männlich, weil in unserer Kultur bis jetzt nur die Männer als aktiv galten.

Erde   Erdzeichen sind Stier, Jungfrau, Steinbock

Erde ist fest und hat mit Nahrung zu tun. Sie kann hart sein oder locker und somit für Lebewesen, besonders Pflanzen, gut geeignet. Tote Materie in der Erde bleibt dort auch, wenn sie nicht durch Wasser ausgeschwemmt wird.

Was bedeutet das astrologisch gesehen und auf den menschlichen Körper übertragen? Das Element Erde hat mit festen Geweben zu tun, etwa dem Skelett beim Steinbock, bzw. mit der Nahrungsaufnahme und -verwertung beim Stier, dem die Vorverdauung im Schlund entspricht, oder bei der Jungfrau, der die Auswertung im Darm entspricht. Es hat aber auch mit Verfestigung zu tun, was bedeutet, daß Erdzeichen bevorzugt an chronischen Krankheiten leiden.

Wasser   Wasserzeichen sind Krebs, Skorpion, Fische

Wasser ist beweglicher als Erde, aber nicht so beweglich wie Luft. Es mischt sich gut mit Luft und vernichtet Feuer. Es befruchtet die Erde als Regen und enthält viele gelöste Stoffe, die für die Erde und ihre Nahrungsfunktion wichtig sind. So wie Luft hat es keine feste Form, im Gegensatz zu Erde und teilweise Feuer.

Und das bedeutet astromedizinisch gesehen, daß Wasser mit Organen und Geweben zu tun hat, die Flüssigkeit enthalten, produzieren, weiterleiten oder verarbeiten, nämlich:

▷ der Magen, der die feste Nahrung in einen halbflüssigen Brei verwandelt. Er untersteht dem Zeichen Krebs;

▷ die Milch, die nach der Schwangerschaft in den Milchdrüsen produziert wird, ebenfalls dem Zeichen Krebs zugehörig;

▷ die Flüssigkeiten, die in den Geschlechtsorganen produziert werden. Hierfür ist das Zeichen Skorpion zuständig;

▷ die »Abschwemmfunktion« von Harnblase und Dickdarm/Mastdarm, ebenfalls dem Zeichen Skorpion zugeordnet;

▷ die Blutflüssigkeit, also das Plasma, das dem Zeichen Fische zugeordnet ist;

▷ die Lymphe, eine wichtige und besonders passive Körperflüssigkeit, ebenfalls dem Zeichen Fische zugehörig.

Die Körperflüssigkeiten nehmen viele Aufgaben wahr, denn Leben ist an Wasser gebunden – dort entstand es auch. Darum untersteht dem Wasserzeichen Skorpion auch die Reproduktion des Lebens, also der Fortpflanzungsapparat. Auch die menschliche Nahrung wird nach ihrer Aufarbeitung durch eine Körperflüssigkeit, das Blut, zu den Organen transportiert.

Erde und Wasser gehören zu den *passiven* Elementen, früher sagte man dazu auch weiblich. Sie gehören zusammen, denn der Stier braucht die Flüssigkeiten der Drüsen, vor allem der Speicheldrüse und der Schilddrüse, in besonderem Maße, die Jungfrau die Produkte der Bauchspeicheldrüse für ihre Aufgabe der Nahrungszerlegung, der Steinbock die Gelenksflüssigkeit als Schmiere zwischen den Knochen.

Wo liegen nun – auf den Körper bezogen – die Stärken und Gefahren der einzelnen Elemente?

▷ *Feuer* kann rasch reagieren, besitzt Energie und Muskelstärke. Gefahren ergeben sich durch Überbeanspruchung dieser Funktionen, z. B. Muskelrisse oder -krämpfe, wie beim Löwen, dessen Herzmuskel gefährdet ist, oder beim Schützen, dessen Beinmuskeln anfällig sind. Sportverletzungen können beim Widder entstehen, vor allem am Kopf, oder beim Schützen an der Hüfte. Zu Überbeanspruchung der Nerven neigen die Widder v. a. im Gehirn, der Löwe, was den Kreislauf betrifft und der Schütze vor allem am Ischiasnerv. Im allgemeinen haben Feuerzeichen eine gute Konstitution und Vitalität. Sie leiden an akuten Krankheiten, erholen sich aber rasch davon, meist durch heftige Fieberanfälle.

▷ *Luft* stützt sich auf die Funktionen der Nerven, auf Sinneseindrücke und Geistiges. Ihre Stärke liegt also in allen nervösen Funktionen, und dort finden sich auch die Schwächen, z. B. Nervosität, Schlaflosigkeit und, besonders beim Zeichen Wassermann, psychosomatische Leiden. Natürlich sind auch die Organe betroffen, die den Luftzeichen entsprechen und sich durch ihre feinen Kanäle auszeichnen. Dazu gehören Lunge beim Zeichen Zwillinge, Nieren bei der Waage und die Venen im Wadengebiet, also Krampfadern beim Wassermann.

▷ *Erde* hat mit Nahrung und Zurückhalten zu tun. Die Gesundheit der Erdzeichen hängt also stark von der Nahrung ab, die sie aufnehmen. So neigt das Zeichen Stier zur Völlerei, während das Zeichen Jungfrau oft Wert auf naturbelassene Nahrung legt und der Steinbock eher fastet und nichts hergibt. Also kann auch die Verdauung, durch Zurückhalten von Nahrung, beeinträchtigt sein. Natürlich sind auch die Regionen betroffen: Beim Stier ist es der Hals-Rachen-Raum, mit der für den Stoffwechsel wichtigen Schilddrüse. Die Gedärme mit der für die Nahrungsverarbeitung wichtigen Bauchspeicheldrüse sind es bei der Jungfrau, das Kniegelenk und andere Gelenke beim Steinbock. Die Krankheiten sind bei Erdzeichen, wie schon erwähnt, oft »verhockt«, sie kommen nicht heraus.

▷ *Wasser* betrifft die Körperflüssigkeiten. Darum haben Wasserzeichen oft zuviel Wasser in den Geweben. Die Flüssigkeiten stauen sich oder sind nicht in Ordnung. Die den Zeichen zugeordneten Regionen und Organe sind ebenfalls betroffen: der Magen beim Krebs, die Geschlechts- und Ausscheidungsorgane beim Skorpion, die Füße bei den Fischen. Außerdem können den Wasserzeichen manche Flüssigkeiten gefährlich werden, besonders der Alkohol dem Zeichen Fische.

Die Aktivitätsformen

Aktivitätsformen gibt es nur drei, darum heißen sie in der astrologischen Fachliteratur auch »Triplizitäten«. Ein Lebewesen, das bevorzugt selbst die Initiative ergreift, zählt in der Astrologie zur Aktivitätsform *kardinal.* Wenn es bevorzugt reagiert, heißt es *beweglich* oder auch veränderlich. Wenn Eigenaktivität und fremdbestimmte Aktivität im Gleichgewicht sind, spricht man von fixen Zeichen. Der Ausdruck »fix« bedeutet hier »fixiert«, nicht etwa besonders schnell. Ein besserer Ausdruck dafür ist *stetig.*

Dies wird sehr anschaulich, wenn man die Entwicklung einer Jahreszeit beschreibt. Bei vier Jahreszeiten kommen auf jede Jahreszeit 12 : 4 = 3 Tierkreiszeichen. Das erste Zeichen ist immer ein kardinales, also aktives: Der typische Zustand der Jahreszeit wird aufgebaut. Das zweite Zeichen ist ein fixes, also stetiges: Die Jahreszeit hat ihren Höhepunkt erreicht und ist zu einer gewissen Ruhe gekommen. Das dritte Zeichen ist veränderlich: Es entsteht Unruhe, die Jahreszeit ist im Abklingen, um der nächsten Periode Platz zu machen.

Zu den kardinalen Zeichen gehören: Widder bei Frühlingsanfang, Krebs bei Sommeranfang, Waage bei Herbstanfang, Steinbock bei Winteranfang.

Zu den stetigen Zeichen gehören: Stier bei Frühlingsmitte, Löwe bei Hoch-Zeit des Sommers, Skorpion bei Fülle des Herbstes, Wassermann bei Kristallisation des Winters.

Zu den veränderlichen Zeichen gehören: Zwillinge, (Unruhe des Frühlings), Jungfrau (Spätsommer), Schütze (Ausklang des Herbstes), Fische (Vergehen des Winters).

Die Bedeutung der Aktivitätsformen läßt sich direkt in astromedizinische Erkenntnisse umwandeln:

▷ *kardinale Zeichen* setzen etwas in Bewegung oder bauen etwas auf;

▷ *stetige Zeichen* halten etwas aufrecht;

▷ *veränderliche Zeichen* passen sich der Umwelt an.

Und das bedeutet im einzelnen:

Das kardinale Feuerzeichen *Widder* aktiviert Bewegungen auf bewußter Basis. Dies geschieht in den motorischen

Zentren des Gehirns, aber auch in der Großhirnrinde als Sitz des Willens und des Ich-Bewußtseins.

Das fixe Feuerzeichen *Löwe* hält durch die stetige Tätigkeit des Herzens unseren Blutkreislauf und letzten Endes unser Leben aufrecht.

Das veränderliche Feuerzeichen *Schütze* paßt sich Gefahrensituationen an und reagiert mit Bewegung des Körpers.

Das kardinale Luftzeichen *Waage* sucht aktiv den Ausgleich gegen zuviel Säure oder basische Stoffe im Blut. Im Waagebereich liegt auch der Schwerpunkt des Körpers.

Das fixe Luftzeichen *Wassermann* hält über das autonome Nervensystem die Funktion der inneren Organe aufrecht.

Das veränderliche Luftzeichen *Zwillinge* paßt sich den energetischen Bedürfnissen des Körpers an, indem es die Sauerstoffaufnahme in der Lunge durch Regulierung ihrer Tätigkeit beeinflußt.

Das kardinale Erdzeichen *Steinbock* baut mit Hilfe des Kalziums die Knochen und Zähne auf.

Das stetige Erdzeichen *Stier* hält den Stoffwechsel aufrecht durch Nahrungsaufnahme und -verarbeitung.

Das veränderliche Erdzeichen *Jungfrau* paßt sich der zugeführten Nahrung an, indem es dem Nahrungsbrei entzieht, was der Körper braucht.

Das kardinale Wasserzeichen *Krebs* aktiviert die Magenflüssigkeit und die Milch, wenn sie gebraucht werden.

Das stetige Wasserzeichen *Skorpion* hält den Kreislauf des Lebens aufrecht, indem es Totes durch die Ausscheidungsorgane entfernt und neues Leben in den Keimdrüsen erzeugt.

Das veränderliche Wasserzeichen *Fische* paßt sich den Bedürfnissen des Körpers an, indem es über das Blut Nahrung und Sauerstoff zu den Organen transportiert und über die Lymphe Abwehrstoffe produziert.

Zusammenhänge zwischen den Zeichen

Nun soll der Tierkreis aus Elementen und Aktivitätsformen aufgebaut werden. Das Schema ist ganz einfach:
Die Elemente haben die Reihenfolge:

E1 = Feuer
E2 = Erde
E3 = Luft
E4 = Wasser

Die Aktivitätsformen haben die Reihenfolge:

A1 = kardinal
A2 = stetig
A3 = veränderlich

Und jetzt kombiniert man E1 mit A1, E2 mit A2, E3 mit A3, E4 wieder mit A1 usw. So erhält man sozusagen das Periodensystem der Tierkreiszeichen, das in der folgenden Tabelle dargestellt ist.

Element	Aktivität	Zeichen	Sonnenzeit
			Frühling:
Feuer	kardinal	Widder	21.03.–20.04.
Erde	stetig	Stier	21.04.–20.05.
Luft	beweglich	Zwillinge	21.05.–21.06.
			Sommer:
Wasser	kardinal	Krebs	22.06.–22.07.
Feuer	stetig	Löwe	23.07.–22.08.
Erde	beweglich	Jungfrau	23.08.–22.09.
			Herbst:
Luft	kardinal	Waage	23.09.–22.10.
Wasser	stetig	Skorpion	23.10.–21.11.
Feuer	beweglich	Schütze	22.11.–20.12.
			Winter:
Erde	kardinal	Steinbock	21.12.–19.01.
Luft	stetig	Wassermann	20.01.–18.02.
Wasser	beweglich	Fische	19.02.–20.03.

Die Zeiten gelten nur ungefähr; sie können sich durch Schaltjahre und andere Faktoren um ein bis zwei Tage verschieben. Wer an einem Grenztag geboren ist, sollte auf jeden Fall sein Horoskop konsultieren, das sich auf die genaue Geburtszeit stützt. Die Einteilung in Jahreszeiten erweist sich als große Gedächtnisstütze, wenn man weiß, daß jede Jahreszeit mit einem kardinalen Zeichen beginnt.

Die folgende Tabelle soll die bisher festgestellten Erkenntnisse grob zusammenfassen.

Element	Aktivität		
	kardinal: setzt in Bewegung	stetig: hält aufrecht	veränderlich: paßt sich an, reagiert
Feuer Muskelgewebe, Bewegung, Blut	*Widder* Muskelinnervierung, Gehirn	*Löwe* quergestreifter Muskel: Herz	*Schütze* quergestreifte Muskeln: Beine
Luft fasrige Gewebe (Kanäle, Röhren), Luft, Elektrizität, Nerven	*Waage* Niere als Filter und Ausgleichsorgan	*Wassermann* Venen, Kapillaren, autonomes Nervensystem	*Zwillinge* Lungen, Arme, Nerven
Erde feste Gewebe, Nahrungsverwertung, Stoffwechsel	*Steinbock* Knochen, Gelenke, Verhärtung	*Stier* Nahrungsaufnahme und -verwertung	*Jungfrau* glatte Muskeln: Darm, Nährstoffentzug
Wasser weiche Gewebe, Flüssigkeiten	*Krebs* umhüllende Organe: Magen, Gebärmutter, Hirnhaut	*Skorpion* Nahrungsausscheidung. Lebenssäfte der Keimdrüsen	*Fische* Verteilersysteme: Lymphe, Blutplasma

Tierkreiszeichen sind aber keine isolierten Einheiten der Natur, genausowenig wie die zugehörigen Organe für sich allein funktionieren. Sie sind miteinander verbunden, verzahnt, rückgekoppelt, um einen Ausdruck der Regelungstechnik zu verwenden. Und einer der interessantesten Zusammenhänge ergibt sich, wenn man jedes Zeichen mit seinem Gegen- oder Oppositionszeichen koppelt, dem Zeichen, das ihm im Tierkreis genau gegenüberliegt, also zeitlich um ein halbes Jahr versetzt ist.

Hinter den Oppositionszeichen steht hier als Stichwort die Opposition, d. h. eigentlich die Wechselwirkung zwischen den zugehörigen Körperfunktionen. Im Biologieunterricht in der Schule lernt man, daß jedes Gelenk zwei Muskeln besitzt, die es bewegen: einen Strecker und einen Beuger. Sie werden auch »Antagonisten« genannt. Beide wirken zusammen, sind notwendig, sorgen für Ausgleich, aber auch dafür, daß Arme oder Beine keine völlig ent-

Zeichen	Oppositions-zeichen	Antagonismusfunktion
Widder	Waage	Aktivierung – Wiederherstellung des Gleichgewichts
Stier	Skorpion	Nahrungsaufnahme – Nahrungsausscheidung; Vernichtung von Leben – Erzeugung von Leben
Zwillinge	Schütze	Atmung (zur Sauerstoffversorgung der Muskeln) – Fortbewegung
Krebs	Steinbock	Kalzium in der Milch – Aufbau der Knochen
Löwe	Wassermann	zentrale Blutversorgung (Herz) – periphere Blutversorgung (Venen)
Jungfrau	Fische	Extraktion von Nährstoffen (Darm) – Verteilung von Nährstoffen (Blut)

spannte Ruhelage einnehmen können. Denn ein Muskel bleibt immer gestreckt. Und so ähnlich ist es bei den Oppositionszeichen: Sie wirken wie die Muskelantagonisten, nur in erweitertem Umfang.

Die Elemente dieser sechs Zeichenpaare sind jeweils entweder Feuer und Luft, oder Erde und Wasser. Oppositionszeichen gehören also zum gleichen »Geschlecht«, sie sind also beide aktiv oder beide passiv. Und was die Aktivitätsform betrifft, so ist diese immer gleich bei beiden Zeichen. Die Unterschiede sind also nicht so groß, wie der Begriff »Opposition« vermuten läßt. Wirklich große Unterschiede existieren immer zwischen einem Zeichen und seinen beiden Nachbarzeichen. (Siehe dazu Seite 156, Krebs-Krankheit). Doch nochmal zu den Oppositionszeichen:

Widder ↔ Waage
Das Zeichen Widder ist bekanntlich für bewußte oder notfallartige Aktivierungsvorgänge verantwortlich. Damit wird das Gleichgewicht des Körpers vorübergehend gestört. Kampf und Abwehr, Muskelkontraktion und erhöhte Pulsfrequenz, Bluthochdruck und Sperre der Verdauung – das sind Zustände, die nur vorübergehend existieren können. Denn sonst stirbt der Mensch an Streß, was in unserer Zeit tatsächlich oft der Fall ist. Der Antagonist dazu ist das ausgleichende, balancierende Wesen der Waage. Erstaunlicherweise liegt ein Widderorgan im Waagebereich, ein Waageorgan im Widderbereich. Es sieht so aus, als hätte die Natur von vornherein für eine Verzahnung dieser Gegensätze gesorgt, damit der Ausgleich in der Aktivierung selbst bereits im Keim enthalten ist. Das Widderorgan im Waagebereich sind die *Nebennieren*, deren Mark das Adrenalin produziert, welches typische Widderfunktionen wachruft: Aktivierung aller Energiereserven durch Ausschütten von Zucker ins Blut, Verengung der Blut-

gefäße und damit Bluthochdruck, Beschleunigung des Herzschlags usw.

Das Waageorgan im Widderbereich ist das Gleichgewichtsorgan des Menschen im Labyrinth des Innenohrs. Auch die Regulierungsstelle für die Körperwärme – der Thermostat – liegt tief verborgen im Gehirn, welches bekanntlich dem Widder untersteht.

Und schließlich gibt es noch eine pathologische Beziehung zwischen den beiden Zeichen: Kopfschmerzen (Widder) werden oft durch eine Mangelfunktion der Nieren (Waage) verursacht.

Stier ⤙ Skorpion

Das Zeichen Stier ist verantwortlich für die Nahrungsaufnahme und -vorverdauung. Mithin untersteht ihm die Körperöffnung zur Nahrungsaufnahme, der Mund. Das Zeichen Skorpion sorgt dafür, daß der tote Rest der Nahrung wieder ausgeschieden wird. Mithin untersteht ihm die Körperöffnung zur Nahrungsausscheidung, der After. So sind Anfang und Ende eines langen Schlauchs miteinander verknüpft, der sich durch den ganzen Körper zieht und ausschließlich der Nahrungsverarbeitung dient.

Das Zeichen Skorpion hat auch mit Sex zu tun. Der Akt der Lebensneuschaffung ist aber kein rein körperlicher; ohne die richtige Funktion der Sinnesorgane kommt es gar nicht dazu. Die Sinnesorgane, welche sexuelle Reize aufnehmen können, sind, neben den Augen, vor allem die Nase und die Lippen. Beide unterstehen dem Zeichen Stier. Ja, auch die Stierfunktion des Singens ist ein wesentliches Element im Liebeswerben, nicht nur bei Tieren. Man sagt auch, daß die Form der Lippen Zeugnis ablegen über die Einstellung eines Menschen zu den körperlichen Funktionen der Liebe. Offene, volle Lippen sollen auf einen »sinnlichen« Menschen hinweisen, also auf jemand, der sexuelle Genüsse durchaus zu schätzen weiß, während dünne, harte Lippen einen Mangel an Genußfähigkeit andeuten sollen.

Und auch hier ist ein pathologischer Zusammenhang der beiden Zeichen sichtbar: Die Krankheit Mumps, welche die Stierregion befällt, kann zu Unfruchtbarkeit führen. Und umgekehrt: Eine Kastration (Skorpion) führt zu einer Änderung der Stimme (Stier) beim Mann.

Zwillinge ↔ Schütze

Beide Zeichen haben mit Bewegung zu tun, und damit mit Kontaktaufnahme oder dem abrupten Abbruch von Kontakten. Beim Zeichen Zwillinge geschieht dies über die Hände, mit denen auf vielfache Weise der Begegnung und der Kommunikation gedient wird. Wir begrüßen uns durch Händedruck, wir verwenden die Hände zum Unterstreichen unserer Sprache, wir gehen Arm in Arm mit jemand durch die Straßen. Die dem Zwillingszeichen unterstehende Lunge ist Voraussetzung für unser Sprechen, denn ohne Luft geht nichts. Aber mit den Händen kommen wir nicht weiter. Dazu brauchen wir die Beine, unser einziges natürliches Fortbewegungsmittel. Erst benutzen wir unsere Beine, für die das Zeichen Schütze zuständig ist, um uns jemandem zu nähern, dann Arme, Hände und Stimme, Organe des Zeichens Zwillinge, um ihn zu begrüßen.

Atmung und Bewegung der Beine sind voneinander abhängig. Nicht zufällig wurde das Jogging erfunden zur Kräftigung unserer Lungen: So kommt es zu einer Koordination zwischen der Schützebewegung des Laufens und der Zwillingebewegung des Atmens.

Krebs ↔ Steinbock

Die Kontraste scheinen zunächst sehr groß. Das typische Krebsorgan Magen hält seinen Inhalt jeweils nur für kurze Zeit. Die dem Steinbock zugeordneten Knochen und

Zähne dagegen bewahren Inhalt und Form für immer. Einer weichen Umhüllung und einem kurzfristigen Aufenthalt stehen harte Form und langfristiger Bestand gegenüber. Die befeuchtende Wirkung des Zeichens Krebs, zu ihm gehören die Organe Magen, Hirnhaut und Milchdrüsen, wird zu einer Austrocknung beim Zeichen Steinbock, dem die Knochen angehören. Und doch haben beide Zeichen etwas gemeinsam: die Stützfunktion. Dabei stützt Krebs von außen, durch Membranen, Steinbock von innen, durch Knochen. Beiden gemeinsam ist das für den Menschen so überaus wichtige Mineral Calcium. Es wird nicht nur für den Aufbau der Knochen und Zähne gebraucht, sondern auch für die Elastizität der fasrigen Gewebe, z. B. Bindegewebe. Ein besonders dehnbares Gewebe ist der Magen. Im übrigen ist Calcium, der Hauptbestandteil der Knochen, in der Milch enthalten, die in den Milchdrüsen erzeugt wird – und diese unterstehen dem Zeichen Krebs.

Löwe ↔ Wassermann

Beide Zeichen haben mit dem Netzwerk der Adern zu tun, liegen aber an unterschiedlichen Enden. Dem Löwen entspricht dabei die Schaltzentrale, von der aus alles gelenkt wird, der Wassermann verwaltet die Lokalbahnhöfe weit draußen in der Provinz. Löwe ist die Pumpe, die das arterielle Blut in alle Körperteile schickt; Wassermann das Geflecht der Adern, in denen das venöse Blut wieder zurückfließt. Hat die Zentralpumpe nicht den richtigen Druck drauf, dann kommt es zu Stauungen, und zwar dort, wo die Entfernung vom Zentralorgan am größten ist: in den Unterschenkeln. Das sind die berüchtigten Krampfadern, unter denen das Zeichen Wassermann so häufig leidet.

Die Nahtstelle zwischen Löwe und Wassermann liegt in den feinen Kapillargefäßen, in denen der Sauerstoff des arteriellen Bluts an die Organe abgegeben wird, wodurch das venöse Blut entsteht, das dann wieder zum Herzen zurückfließt, um erneut mit Sauerstoff aufgeladen zu werden.

Jungfrau ↔ Fische

Beides sind eher bescheidene, dienende Zeichen, die ihre Arbeit in aller Stille verrichten und keinen großen Lohn kassieren. Nichts Dramatisches wie das Herz gehört zur Jungfrau, sondern die tägliche »Knochenarbeit« des Nahrungsentzugs durch die Darmzotten. Dabei geht die Jungfrau sehr analytisch vor. Die Nahrung wird sorgfältig begutachtet, und nur die brauchbaren und für den Körper wichtigen Bestandteile werden dem Brei entzogen.

Das Zeichen Fische geht ganz anders vor. Im Gegensatz zur diskriminierenden Jungfrau kümmert es sich nicht um den Inhalt seiner Flüssigkeiten. Was im Blut, als Nahrungsträger, vorhanden ist, wird überall hingeschwemmt. Soll sich holen, wer will, was er will. Und so brauchen die beiden Zeichen einander: Ohne den allumfassenden Flüssigkeitstransport der Fische wäre die Jungfrauarbeit sinnlos. Zudem braucht das Zeichen Jungfrau flüssige Produkte für seine Tätigkeit, nämlich die Verdauungsenzyme. Seltsamerweise gibt es im Jungfraubereich, nämlich den Gedärmen, ein typisches Fischeorgan: den Wurmfortsatz, dessen Funktion uns heute nicht mehr ganz klar ist. Andererseits, was hätten die Fische zu transportieren, würde die Jungfrau dem Blut nicht wertvolle Stoffe zur Verfügung stellen?

Ausführliche Erklärung der zwölf Zeichen

Warum spricht man vom Tierkreis (griechisch: Zoo-Diakon)? Sieben der zwölf Zeichen sind echte Tiere, nämlich Widder, Stier, Krebs, Löwe, Skorpion, Steinbock, Fische. Ein Zeichen gehört in die Mythologie und ist halb Tier, halb Mensch, der Schütze = Kentaur. Ein Zeichen symbolisiert einen Gegenstand, die Waage, und die drei letzten Zeichen stellen echte Menschen dar: Zwillinge, Jungfrau, Wassermann.

Diejenigen, deren Tierkreiszeichen tatsächlich in Gestalt eines Tieres dargestellt wird, können sicher mehr über ihr Zeichen und ihre Eigenschaften erfahren, wenn sie sich – so seltsam das zunächst klingen mag – die entsprechenden Tiere anschauen. Oder noch besser, man informiert sich über das Verhalten der Tiere aus Filmen. Im Zoo schlafen sie meist, die typische Lebensweise ist oft schon verlorengegangen. Die Ähnlichkeit der Tiere mit ihren astrologischen Menschenbrüdern ist – was die Grundzüge des Verhaltens betrifft – oft erstaunlich. Der Tierkreis, vom Kopf bis zu den Zehen, vom Frühlingsanfang bis zum Winterende, vom feurigen Widder bis zu den sensiblen Fischen soll im folgenden durchwandert werden.

Die unter »Prinzip« genannten Eigenschaften beziehen sich nicht nur auf das Sonnenzeichen, sondern auf alle Planeten und den Aszendenten im entsprechenden Zeichen.

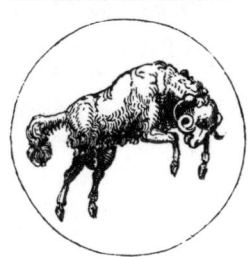

Widder

Symbol: ♈ die Hörner des Widders, von vorn gesehen

Verhaltensprinzip: Initialisieren, aktivieren

zugehörige Körperfunktion: motorische Hirnteile, aktivierende Drüsen, Muskeln

Das auffallendste an einem Widder, einem männlichen Schaf, ist wohl der Kopf mit seinen stolzen Hörnern, die aber nichts anrichten können. Sie sind Schmuckstücke, keine Kampfinstrumente wie bei den anderen beiden Horntieren der Astrologie, dem Stier und dem Steinbock. Den Kopf trägt der Widder meistens aufrecht; aufmerksam schaut er in die Weite, um auf die geringsten Gefahrensignale rasch und energisch zu reagieren, etwa durch Flucht; seine Schäfchen folgen ihm sofort. Meist macht er einen gespannten Eindruck, und man hat das Gefühl, seine einzige Existenz liege in der Aufmerksamkeit und der sofortigen Reaktion. Es gibt auch noch andere Aufgaben. Der Tätigkeit, welche den Fortbestand der Rasse garantiert, widmet sich der Widder mit ebensolcher Hingabe wie dem Wachestehen. Sein Gesichtsausdruck – wir sprechen immer noch vom Tier – hat oft etwas Verschmitztes, Listiges, Spöttisches an sich. In der Mythologie finden wir den am Sternenhimmel verewigten Widder als das Wesen mit dem Goldenen Fell oder Vließ. Er war ein Geschenk des Merkur an zwei Kinder, die er auf seinem Rücken über Land und Meer brachte – im Flug, schließlich war es kein gewöhnlicher Widder –, wobei aber ein Kind abstürzte und im Meer ertrank.

Widdergeborene zeichnen sich durch rasche Reaktionen aus, die häufig zu Überreaktionen führen. Eine Gefahr abzuwehren ist für das Überleben entscheidend; jedoch, was ist eine Gefahr? Widder denken nicht lange, sondern handeln. Und da sie ständig unter Spannung stehen, passiert ihnen am ehesten etwas mit dem Kopf. Oft leiden sie an Kopfschmerzen. In der Jugend fallen sie und verletzen sich am Kopf. Die Augen sind ebenso gefährdet wie die Zähne, die bei Widdern oft verkommen. Vermutlich deshalb, weil die Kampforgane »Zähne« bei den Menschen nicht mehr zum Zupacken und Zerreißen gebraucht werden, sondern nur noch zum Zerkauen vorgeweichter Nahrung – und als Lustobjekt für den Zahnarzt, den der Widder wie nichts sonst fürchtet. Auch der Friseur ist ihm reichlich unangenehm, denn sein Kopf ist ihm heilig.

Widdergeborene werden leicht schwindlig, und da ihr Gehirn überbeansprucht ist, nicht so sehr durch Denken, sondern durch die ständige elektrische Spannung, unter der es steht, kommt es auch zu Gehirnerkrankungen, die im Extremfall zum Gehirnschlag führen können. Auch zuviel Sonne kann gefährlich werden. Unnötig zu erwähnen, daß Widder oft nervös sind und immer nervöser werden, je ruhiger ihre Umgebung ist. Wenn ein Widder krank wird, meint jeder, er stirbt bald. Aber nach drei Tagen, nach hohem Fieber und todesähnlichen Zuständen, erhebt er sich vom Bett und ist gesund.

Widdergeborene sollten sich öfter mal eine Erholungspause gönnen, innere Spannungen nicht unterdrücken, ihre Kräfte nicht überbeanspruchen und regelmäßig zum Zahnarzt gehen.

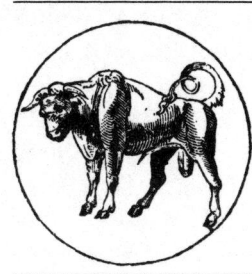

Stier

Symbol: ♉	der Stierkopf von vorne
Verhaltens-prinzip:	geordnet zusammen-fügen, die Form be-wahren
zugehörige Körperfunktion:	Stoffwechsel

Wer sich einen Stier im Zoo anschaut, sieht ihn entweder stehend mit gesenktem Kopf Gras rupfen oder aber liegend mit gesenktem Kopf wiederkäuend. Da Stiere so massig sind, brauchen sie sehr viel Nahrung. Gras ist nicht so gehaltvoll wie Fleisch, darum brauchen Stiere so viel davon. Und darum ist Fressen eine wichtige Beschäftigung für Stiere. Aggressiv sind sie selten – es sei denn im Kampf um ein Weibchen. Ihrer Manneskraft beraubt, tragen sie als Ochsen geduldig das auf ihrem Nacken lastende Joch. Wenn sie einen von unten anstarren, wirkt ihr Blick drohend und gefährlich, aber das ist nicht so gemeint. Brüllen können sie »wie ein Stier«; ihre Kehle ist gut entwickelt. In der Mythologie finden wir den Stier, die Kuh und das Kalb in vielen Kulten des Altertums, von denen in den iberischen Ländern der Mithraskult des Stiertötens sogar bis heute überlebt hat. Verehrt wurden seine innere Kraft und seine Fruchtbarkeit, die aber mehr auf den pflanzlichen Bereich verlagert wurde: der Heilige Stier als Garant der Fruchtbarkeit der Erde. Denn Stiere brauchen feste Erde unter den Füßen; ein leichtfüßiges Dahintrippeln wie beim Widder ist hier nicht möglich.

Stiergeborene besitzen Ausdauer und Festigkeit. Sie klammern sich zäh an das, was ihnen gehört oder was sie sich einverleibt haben. Und das ist wörtlich genommen. Daher gibt es auch Probleme mit Giftstoffen, die ein Stiergeborener ebenso ungern hergibt wie seinen Besitz, zu dem auch Menschen zählen können. Seine Geduld kann so weit gehen, daß sie ihn unfähig macht, sein Leben zu ändern. Sein Realismus degeneriert nicht selten zum Pessimismus. Der Stier neigt daher zu chronischen Krankheiten, die sein Drüsensystem und den Stoffwechsel betreffen. Dazu kommt seine Vorliebe für schöne Sinneseindrücke, besonders beim Essen. Wie sein tierischer Verwandter ist auch der Menschen-Stier ein Vielesser, noch dazu ein Genießer. Die ihm zugeordnete Schilddrüse bemüht sich zwar sehr, die Nahrung wieder zu verbrennen, indem sie den ganzen Stoffwechsel ankurbelt, aber sie kommt oft nicht nach. Und weil Stiere als Genießer auch von Bewegung und Sport nichts halten, setzt sich bei ihnen einiges an.

Krankheiten befallen oft die Stierregion Kehle. Es kommt zu Mandelentzündungen und zu Schwellungen der Lymphdrüsen im Hals, zu Kehlkopfleiden, Mumps und Diphterie, zu Erkrankungen der Ohrspeicheldrüse und der Stirnhöhlen. Sie werden heiser und Schleim von Erkältungen geht schlecht ab. Die Schilddrüsenfunktion kann gestört sein, es kann sich ein Kropf bilden, und vor allem der Nacken ist belastet, was zu Verspannungen führt, die auch Kopfschmerzen nach sich ziehen können. Und die Genesung geht langsam vor sich, wie vieles beim Stier.

Stiere sollten ihre Nahrung einschränken und viel Wasser trinken. Sie sollten zum Arzt gehen, bevor etwas chronisch wird, und nicht mit Geduld das Schlimme auf sich zukommen lassen. Ein bißchen mehr Bewegung kann nicht schaden und gelegentliches Fasten kann Wunder wirken. Für Stiere ist die Natur eine unerschöpfliche Quelle der Kraft.

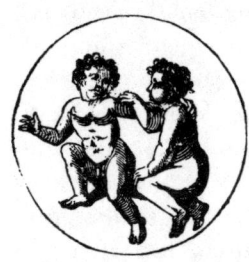

Zwillinge

Symbol: ♊︎   die zwei Seiten des Menschen

Verhaltens-prinzip: Verbindungen herstellen

zugehörige Körperfunktionen: Kontaktorgane, Verbindungswege

Der Sage nach, die Plato erzählt, vereinigte der Urmensch beide Geschlechter in sich. Er bildete eine Einheit und genügte sich selbst. Doch wie es das Schicksal so will, ein strenger – oder gütiger? – Gott trennte die beiden Wesenheiten, und seitdem ist jeder Mensch auf der Suche nach seinem verlorenen Double. Meist sucht er es im anderen Geschlecht, oft findet er es auch dort nicht. Und seine Zwillingsschwester nimmt ihm der Tod weg. Das ist jedenfalls die Grundlage der Sage von Narziß. Er war nicht in sich selbst verliebt, wenn er im Wasser sein eigenes Spiegelbild betrachtete, sondern er trauerte um seine geliebte Zwillingsschwester, die er im Wasser zu sehen glaubte.

Die Gespaltenheit des Zwillingszeichens spiegelt sich auch in der Verdoppelung der ihm zugeordneten Organe: Die Lunge besteht aus zwei Flügeln, wir haben zwei Arme und zwei Hände. Auch das ihm unterstellte Nervensystem wird in zwei Funktionseinheiten aufgeteilt: Das willkürliche Nervensystem untersteht dem menschlichen Willen, das autonome System funktioniert unabhängig davon. Beide treffen in der Lunge zusammen, denn die Atmung vollzieht sich normalerweise völlig selbständig, kann aber jederzeit vom Willen beeinflußt werden. Darum legen indische Versenkungstechniken so großen Wert auf richtiges Atmen, denn dort liegt der Zugang zur Steuerung des Unbewußten durch den eigenen Willen.

Zwillinge neigen zu Lungenkrankheiten, was sie nicht

davon abhält, zum Kettenraucher zu werden. Ihre Nervosität, die auch durch eine unersättliche Neugier bedingt ist, fördert diese fatale Neigung. Nervöse Erschöpfungszustände und Nervenentzündungen kommen bei ihnen ebenso vor wie Rippen- oder Brustfellentzündungen und Verletzungen der Schlüsselbeine, der Arme, Hände oder Finger. Zwillinge sollten bei einer Therapie bleiben und nicht aus lauter Langeweile davonlaufen, sich öfter mal entspannen und für genügend körperliche Bewegung in frischer Luft sorgen. Rauchen ist für sie besonders gefährlich, richtig atmen besonders wichtig.

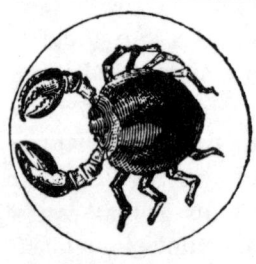

Krebs

Symbol: ♋	Scheren des Krebs
Verhaltensprinzip:	umhüllen, beschützen, ernähren
zugehörige Körperfunktion:	Membranen, Stützgewebe

Der Flußkrebs lebt in Höhlen und geht von dort auf Beutesuche. Hat er mit seinen scharfen Scheren etwas erfaßt, schleift er die Beute in seine Höhle, um sie dort in Ruhe zu verzehren. Der Einsiedlerkrebs lebt im Meer in einer leeren Schneckenschale, die seinen weichen Hinterleib schützt. Als Meeresbewohner wird sein Leben stark vom Rhythmus des Monds geprägt. Krebse sind schwer gepanzert, aber dennoch verwundbar, und zwar dann, wenn sie sich häuten. – Des Krebses Rolle in der Mythologie ist eher unrühmlich. Die eifersüchtige Hera schickte ihn fort, den Herakles, einen unehelichen Sohn ihres ungetreuen Gatten, beim Kampf mit dem nemäischen Löwen ins Bein zu zwicken. Er tat dies gehorsam, doch

Herakles zertrat ihn einfach. So ist das Schicksal der Schüchternen; wagen sie sich endlich mal hervor, werden sie gleich in den Staub getreten.

Auch der im Zeichen Krebs Geborene kann von zwei Besessenheiten gequält werden: dem Zwang, sich zu panzern, und der Furcht, zu verhungern. Da ihm als Organ der Magen untertan ist, neigt er dazu, zuviel zu essen, was ihn mit dem Stiergeborenen verbindet. Doch ist beim Krebs der Genuß eher eingeschränkt. Wie der Stier behält der Krebs vieles für und bei sich, besonders Wasser und Gefühle, die beide in der Astrologie dem Mond unterstehen, der den Krebs so stark beeinflußt. So kommt es zu Komplikationen im Magen, zu Sodbrennen, Verstopfung und Gastritis. Sein Körper wirkt oft aufgeschwemmt, weil er Wasser schwer hergibt. Am schlimmsten aber ist eine emotional negativ geladene Umgebung. Auf gut deutsch: Wenn der Krebs sich gefühlsmäßig nicht wohl fühlt, wozu er schnell neigt, schlägt sich das bei ihm unweigerlich auf den Magen. Besonders beim Essen sollte er für eine ruhige, heitere Atmosphäre sorgen – oder lieber fasten. Auch sollte er nicht einfach in sich hineinstopfen, sondern seine Nahrung bewußt wählen und genießen und dabei auch die nötige Flüssigkeitsmenge zu sich nehmen.

Am meisten muß der Krebsmensch auf seine Gefühle achten. Unnötige Sorgen, übertriebene Empfindsamkeit und Verletzlichkeit, Gedanken an versäumte Gelegenheiten oder vergangene Schmach beeinflussen ihn stärker als Bakterien oder Viren. Die Kultivierung einer positiven Weltanschauung und die Abwehr schlechter Gedanken und Gefühle, auch von außen, wären seine wichtigste Aufgabe. – Zum Zeichen Krebs gehören auch alle ernährenden und beschützenden Organe und Gewebe, also die Milchdrüsen und die Gebärmutter bei Frauen, die Hirnhaut, die Herzhaut, der Augapfel und die Nervenmembranen.

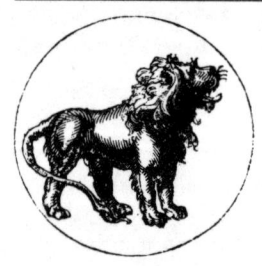

Löwe

Symbol: ♌   der hochaufgerichtete
Löwe mit Mähne

*Verhaltens-
prinzip:*   bestrahlen, herrschen

*zugehörige
Körperfunktion:*   Energiezentren

Zu den faulsten unter den Tieren gehört ihr König, der Löwe. Doch kaschiert er seine Untätigkeit auf großartige Weise durch ein wirklich imposantes Äußeres und Gehabe. Ein Löwe in voller Pracht wirkt einfach unwiderstehlich. Was wir mit diesem Tier sofort assoziieren, ist Sonne, heiße Steppe, Mittagshitze und eine strahlende Lebendigkeit. Überall in der Mythologie und in der Heraldik, der Wappenkunde, begegnen wir diesem mächtigen Tier, das durch seine majestätische Ruhe mehr wirkt als beispielsweise der nicht minder mächtige, aber viel beweglichere Tiger. Löwen sitzen an Portalen und bewachen hocherhobenen Hauptes die Eingänge von Palästen. Menschliche Königshäuser schmückten sich mit dem König der Tiere im Wappen, und die Bayern verehren ihn auch heute noch auf ihre Art: mit einem Bierkrug in der Pranke. Er trinkt natürlich Löwenbräu.

Kein Wunder, daß mit diesem kraftvollen Wesen das kräftigste der Gestirne und die heißeste Jahreszeit assoziiert werden: Sonne und Sommer. Und so wie die Sonne uns Leben bringt, bringt sie es auch ihrem Zeichen. Nicht umsonst betrachtete sich der Inka, der unumschränkte Herrscher über sein Volk, als Sohn der Sonne. Geopfert wurde ihm das Herz der Kriegsgefangenen, denn dieses Organ repräsentiert unser Zentralgestirn. – Bei so viel innerer Kraft kann man sich kaum vorstellen, daß Löwemenschen jemals krank werden. Aber sie werden es – und meistens ist das Herz betroffen. Oft leiden sie unter Kreuz-schmerzen, weil sie das Kreuz des Lebens auf sich nehmen. So stark sie sich fühlen, so leicht übernehmen sie sich mit Pflichten, die sie stolz und ohne zu klagen ertragen – was natürlich auf Kosten der Gesundheit geht. Herz-Kreislauf-Erkrankungen, Rückenmarksleiden, zu denen auch der Hexenschuß gehört, Arterienverkalkung und Rheuma sind typische Löwekrankheiten. Fixe, d. h. eingefahrene Gewohnheiten machen es einem Löwemenschen schwer, sich aus einer unangenehmen oder ungesunden Lebens-weise zu lösen. Akute Krankheiten aber überwindet er leicht, vorausgesetzt, er wird im Krankenbett aufgebahrt wie ein echter König und auch entsprechend behandelt. Löwen sollten sich auch mal Erholung gönnen und nicht immer meinen, das ganze Leben und seine Lasten mit erhobenem Haupte ertragen zu müssen. Bescheidenheit und das Zeigen menschlicher Schwäche wirken manch-mal Wunder.

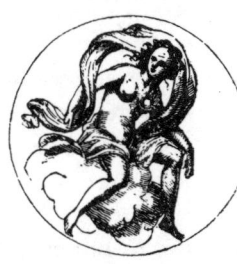

Jungfrau

Symbol: ♍   die Gedärme
Verhaltens-   zerlegen und genau
prinzip: unterscheiden
zugehörige   Stoffentzug im
Körperfunktion: Kleinen

In der antiken Sternenmythologie wird die Jungfrau oft – pars pro toto – durch eine Ähre dargestellt. Der hellste Stern des Sternbilds Jungfrau heißt »Spica«, und das bedeutet Ähre. Es ist Erntezeit, und diese Arbeit erweist sich als ebenso undramatisch wie lebensnotwendig. Daß früher nur Frauen aufs Feld geschickt wurden, lag nicht nur am Chauvinismus der Männer, sondern auch an der – sicherlich sehr praktischen – Vorstellung, die Fruchtbarkeit der Erde könne nur durch die Fruchtbarkeit der Frauen garantiert werden. Die arbeitsamen jungen Mädchen wurden dadurch geehrt, daß ihnen eine Göttin vorstand. Die Göttin der Ernte hatte verschiedene Namen. Bei den alten Griechen war es die zarte Persephone, die von Hades, dem Gott der Unterwelt, geraubt und ins Reich des Todes entführt wurde. Sie durfte dann aber jeweils für ein halbes Jahr wieder auf die Erde.

Diese stille Arbeit voll Schweiß und Sorgfalt, die selten gelohnt wird, weil sie so undramatisch ist, diese Hingabe und Aufopferung kann dem Jungfraugeborenen auch zum Verhängnis werden. Wie die Zeichen Zwillinge und Krebs neigt er zu psychosomatischen Erkrankungen, zu Pessimismus und Hypochondrie. Das heißt, daß die Suggestion einer Krankheit bereits zu körperlichen Symptomen führen kann. Schwachpunkt sind die Verdauungsorgane unterhalb des Magens, also Zwölffingerdarm und Dünndarm, aber auch so wichtige Drüsen und Organe wie Leber, Gallenblase, Bauchspeicheldrüse, Milz. Diese sind gefährdet und meist empfindlich gegenüber falscher Ernährung. Glücklicherweise entdecken Jungfrauen früh die Vorzüge natürlicher Nahrung, und sie werden zu eifrigen Verfechtern von Naturkost, Vegetarismus, Makrobiotik und Vollkornbäckereien. Das entlastet die unteren Verdauungsorgane.

Ansonsten besteht bei ihnen eine Neigung zu Darmerkrankungen und Verdauungsstörungen wie Verstopfung oder Durchfall, zu Leber-Galle-Erkrankungen, Bauchfellentzündungen und Blähungen. Jungfrauen sollten großzügiger werden und sich auch mal einen Lapsus in Detailfragen erlauben oder die Arbeit als Job und nicht als Lebensinhalt auffassen.

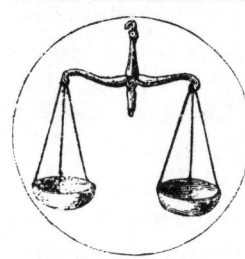

Waage

Symbol: ♎   Waagebalken oder die
                    untergehende Sonne
Verhaltens-
prinzip: ausgleichen
zugehörige
Körperfunktion: Regulationen

Nur dem strengen Sinn der Griechen für Symmetrie, auch in den Zahlen, verdankt die Waage überhaupt ihre Existenz. Bis dahin gehörte sie zum nachfolgenden Sternbild des Skorpions, der sie in seinen Scheren hielt. Oder sie schwebte in den Händen der Jungfrau, die dann zur Göttin Justitia hochstilisiert wurde. Der hundeköpfige Gott Anubis benutzte eine Waage, um das Herz der Verstorbenen gegen eine Feder aufzuwiegen. Wohin sich die Waagschale mit dem Herzen neigte, dorthin kam die arme oder glückliche Seele.

Wer eine Balkenwaage bedient, der weiß, daß er schon während des Wiegevorgangs immer um den Ausgleich der Waagebalken bemüht sein muß. Achtet er nicht auf annäherndes Gleichgewicht, dann fällt die eine Schale zu Boden, und aus ist's mit dem Wiegen. Dieses aktive Bemühen um Ausgleich zeichnet auch die körperlichen Funktionen des Waagezeichens aus. Dabei balanciert die Waage vor allem den pH-Wert des Blutes, d. h., sie sorgt dafür, daß Säuren im Blut durch alkalische Jonen »gepuffert«, also neutralisiert werden. Der umgekehrte Fall, eine notwendige Verschiebung zu größerem Säuregehalt, tritt seltener ein. Gefährlich für den Menschen sind die Säuren, nicht die Basen. Die Kompensierung der Säuren wird vor allem von den Nieren wahrgenommen, weshalb diese auch der Waage unterstehen.

Weil Harmonie für einen Waagemenschen so wichtig

ist, neigt auch er zu Erkrankungen der Seele, wenn die Umwelt nicht stimmt. Ja, es kann sogar geschehen, daß er krank wird, nur um Sympathien zu heischen. Im allgemeinen ist die Konstitution der Waage gut. Mit ihrem Sinn für Ausgleich ist sie gegen typische Zivilisationserkrankungen gut geschützt. Im Gegensatz zu Krebs und Jungfrau macht sie sich zu wenig Gedanken, denn Unangenehmes wird gern unter den Teppich gekehrt. Leider wird die typische Ausgleichsfunktion dieses Zeichens von unserer Gesellschaft nicht unterstützt, außer im diplomatischen Gewerbe, sondern als »Unentschlossenheit« gebrandmarkt. Und das kann zu nervösem Streß führen.

Neben den Nieren sind auch die anderen Organe im Lendenbereich gefährdet: die Lendenwirbel, die Eierstöcke bei Frauen, die Blase und auch die Bauchspeicheldrüse. – Waagemenschen sollten ihre Bequemlichkeit überwinden und für ausreichend Bewegung sorgen. Künstlerische Unternehmungen tun ihnen gut, eine harmonische Umgebung ist wichtig für sie. Und die Nieren sollten immer warm gehalten werden – Vorsicht mit nassen Badeanzügen!

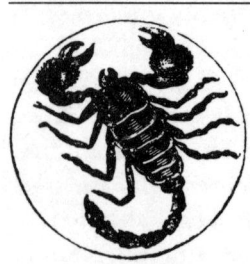

Skorpion

Symbol: ♏	der Stachel des Skorpion
Verhaltensprinzip:	verbergen und aus der Tiefe hervorholen
zugehörige Körperfunktion:	Ausscheiden und Erneuern

Anheimelnd ist es ja nicht, das nächtlich durch die Wüste rasselnde, giftstachelbewehrte Tier, das den Spinnen verwandt ist, die auch nicht viel Sympathie genießen. Den wilden Jäger Orion stach er der Sage nach in die Ferse, was diesem nicht guttat. Dennoch kamen beide in den Himmel, zumindest in den der Griechen, und beide Sternbilder gehören zu den schönsten überhaupt. Das Sternbild Skorpion ist auch das einzige, in dem jeder sofort das Tier sieht, das es darstellen soll. Dazu kommt ein blutrotes Auge, der Stern Antares, was Anti-Ares bedeutet, also Gegen-Mars. Nach alter Lehrmeinung ist der Kriegsplanet Mars dem Skorpion zugeordnet. Das macht ihn zu einem seltsamen Zeichen. Mars ist ein Feuerplanet, das Tier ein Erdwesen, sein Stellvertreter, der Adler, beherrscht die Lüfte, doch sein Element ist das Wasser. Wenn das nicht seine Geheimnisse noch vertieft!

Skorpione nisten in Erdhöhlen, von wo sie harmlose Käferpassanten überfallen und verspeisen. Eine gewisse Geheimniskrämerei ist auch dem in diesem Zeichen Geborenen eigen, und das paßt gut zu den Körperfunktionen, über die er herrscht. Keiner redet gern davon, daß das, was man verspeist, auch wieder den Körper verlassen muß. Und in unserer Kultur wird auch Sex oft noch als etwas Schmutziges betrachtet. Dem Skorpion untersteht das sogenannte Urogenitalsystem. Dazu gehören der Dickdarm, in dem der Nahrungsbrei seiner letzten verwertbaren Stoffe beraubt wird – hauptsächlich wird ihm dort Flüssigkeit entzogen —, der Mastdarm, der den nun völlig ausgelaugten Kot bewahrt, der After als Ausscheidungsorgan, aber auch die Blase und die Geschlechtsorgane, die bei vielen Lebewesen gleichzeitig auch Sexualorgane sind. Auch die Gebärmutter, als Ausstoßungsorgan bei der Geburt, und Eileiter bzw. männliches Glied, Prostata und Samenleiter gehören dazu.

Und hier liegen auch Gefahrenpunkte für Skorpiongeborene: Entzündungen in diesem Bereich, Menstruationsstörungen, Prostataschwellungen, Verstopfungen, aber auch im Bereich des Oppositionszeichens Stier, z.B.

Nasenpolypen oder unreine Haut, die oft auf mangelnde Ausscheidungsfunktionen zurückgeführt werden kann. – Skorpione sollten Geschlechts- und Ausscheidungssystem vor Infektionen und Erkältungen schützen und nicht aus allem ein Geheimnis machen. Beleidigungen nehmen sie sehr ernst, doch schlimm wirken diese nur, wenn man selbst sie verschluckt und unterdrückt.

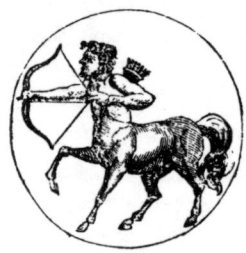

Schütze

Symbol: ♐	der Pfeil des Schützen
Verhaltens-prinzip:	zielen
zugehörige Körperfunktion:	Bewegungsapparat der Beine

Vermutlich waren es asiatische Reitervölker, die den fußwandelnden Griechen Anlaß zur Sage von den Kentauren gaben. Denn auf einem Pferdekörper saß ein Mensch; der Pferdekopf fiel offenbar nicht auf. Der Sage nach waren die Kentauren wüste, im Grunde ihres Herzens aber harmlose Gesellen, die über die Ebene preschten und sich um nichts kümmerten, was ihre Laufbahn blockierte. Doch gab es auch eine sanfte Seite dieses mythischen Volkes. Einer ihrer größten namens Chiron – ihn sehen wir am Himmel – war auch ein würdevoller Lehrer für die Größten der Großen, von Jason über Herakles bis Äskulap, den Heilkundigen. Auch der dem Schützen zugeordnete Planet, der große joviale Jupiter, steht für Lernen und Wachstum, für Weisheit und Heilkunde.

Wie den anderen beiden Feuerzeichen werden dem Zeichen Schütze eine große Vitalität zugesprochen, sowie die Fähigkeit seiner Vertreter, sich rasch zu erholen. Im

Gegensatz zu seinen Feuerbrüdern leidet der Schütze selten an Selbstzweifeln oder depressiven Zuständen. Meist ist er gutgelaunt, selbstbewußt, oft sogar eingebildet, und optimistisch. Und eine solche Seelenlage ist die beste Voraussetzung für bleibende Gesundheit. Höchstens beim Reiten, Fliegen, Joggen, Segeln, Schifahren, oder was immer der sportliche Schütze sonst betreibt, kann es zu Unfällen kommen, die ihn hauptsächlich an den Oberschenkeln oder im Hüftbereich treffen. So ist sein Hüftgelenk die Schwachstelle, und es kann auch zu Bruchleiden, zu Rheuma, Gicht und Ischias kommen. Besonders dann, wenn, wie zu erwarten, der Schütze auch der Nahrung und seiner eigenen Gesundheit gegenüber den üblichen Optimismus zur Schau trägt.

Schützen sollten beim Sport achtgeben und ihr Hüftgelenk nicht überbeanspruchen.

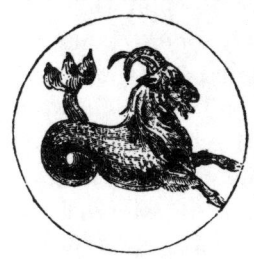

Steinbock

Symbol: ♑   oben Bock, unten
                      Fisch

Verhaltens-   langsam emporstei-
prinzip: gen, zäh anklammern
zugehörige
Körperfunktion: Skelett, Gelenke

Am Steinbock in der Natur fällt seine Langsamkeit auf, die besonders grotesk bei Kämpfen wirkt, besonders überraschend bei Sprüngen an senkrechten Wänden hoch, die man diesem langsamen Tier kaum zutraut. Aber wo der Steinbock seinen Fuß hinsetzt, dort bleibt er auch. Haben die Steinböcke einen Südhang in den Bergen gefunden, wo sie überwintern wollen, kann sie von dort nichts vertreiben. Mit unglaublicher Zähigkeit klammern sie sich an die trockene und unfruchtbare Erde. Verdorrte Grasbüschel reichen ihnen als Nahrung, Schneestürme machen ihnen nichts aus.

In der Mythologie wird der Steinbock als »Ziegenfisch« dargestellt. In der Winterzeit gab es in Babylonien Überschwemmungen; daher der Fischteil. Der griechische Waldgott Pan stürzte sich mit den anderen Göttern auf der Flucht vor den Titanen in den Nil, um sich dort in einen Fisch zu verwandeln. Aber da er wieder mal zu spät dran war, gelang ihm das nur halb. Daher der Fischleib.

Die Zähigkeit des Tieres finden wir auch bei den Menschen, die im Zeichen Steinbock geboren sind. Ausgemergelt und kraftlos mögen sie erscheinen, aber niemand klammert sich so zäh ans Leben wie ein Steinbock. So werden sie oft ziemlich alt, was nicht heißt, daß sie recht vital oder gesund wären. Oh nein, viele chronische Krankheiten plagen sie, denn Steinböcke geben nichts her, auch nicht ihre Krankheiten. Schwachstellen sind immer die Knie, die Gelenke allgemein, aber auch die Haut. Denn die Gifte, die sich ansammeln, können nur über die Haut nach außen dringen. Kälte und Hunger können sie gut ertragen, aber dennoch sollten sie für Wärme und genügend Nahrung, vor allem Flüssigkeiten, sorgen. Und da sie auch ihre Gefühle nicht hergeben, besonders die negativen, neigen sie zu psychosomatischen Erkrankungen, die sich als Magenverstimmung äußern können, wobei das Oppositionszeichen Krebs mitspielt. Es kann zu Selbstzerstörung in rheumatischen Erkrankungen führen. Auch verschiedene krankhafte Hauterscheinungen wie nässende Flechten, Gürtelrose oder Warzen sind bei Steinböcken häufig anzutreffen.

Steinböcke sollten für hinreichende Flüssigkeitszufuhr und Warmhalten der Gelenke sorgen.

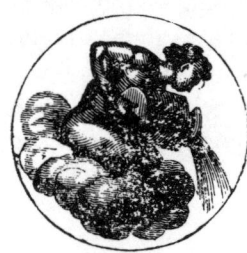

Wassermann

Symbol: ≈	Wellen; zweierlei Wasser
Verhaltens-prinzip:	kameradschaftliche Zusammenarbeit
zugehörige Körperfunktion:	periphere Adern (Venen), autonomes Nervensystem

Der Wassermann ist nicht zu verwechseln mit dem Meeresgott Neptun oder seinen feuchten Spielgenossen. Korrekt heißt er »Wasserträger«. Er trägt zwei Krüge und bringt zweierlei Wasser mit sich: das Wasser des Lebens, das die Felder befruchtet, und das Wasser des Todes, die Sintflut, welche die Felder vernichtet. Dennoch ist er kein dämonisches Wesen. Aber der Zwiespalt seiner Krüge zeigt sich auch im Inneren des Wassermann-Geborenen. Er weiß zwar alles, ist aber irgendwie gespalten. Und das Wissen darum führt oft zu einer Verknotung seiner Nervenstränge, was sich in Krämpfen äußert. Da sein Blutdruck oft zu niedrig ist – Wassermänner sind Morgenmuffel –, kommt es zu Stauungen in den Adern, die dem Herzen am weitesten entfernt sind, also in den Venen der Waden. So leiden Wassermänner oft an Krampfadern, aber auch an anderen krampfähnlichen Erscheinungen, die auf zuviel Nervenenergie zurückzuführen sind. Denn obwohl der Wassermann oft zerbrechlich und zart aussieht, Energie hat er genug. Oftmals zuviel, und dann staut sie sich.

Auch achten Wassermänner selten auf ihre Nahrung, weil sie auch hier ihrer Zeit weit voraus sind. So vergessen sie ihre Mahlzeiten oder essen höchst unregelmäßig. Infolge der Blutdruckstörungen schwellen ihnen die Knöchel der Beine an, und so kommt es häufig zu Verstauchungen, Verrenkungen oder Brüchen im Bereich der Unterschenkel und Fußknöchel. Auch Nervenleiden mannigfacher Art sind angezeigt. Das kann mit Augenzuckungen beginnen und mit Epilepsie enden. Darum sollten sie – wie alle Luftwesen – für ausreichend Bewegung im Freien sorgen und auch mal den Tag anschauen, nicht nur die Nacht zu ihrem Leben machen.

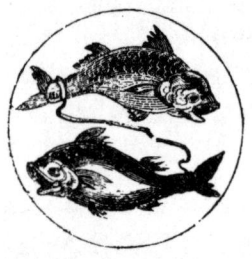

Fische

Symbol: ♓	zwei aneinandergekettete Fische
Verhaltensprinzip:	Grenzen auflösen, passiv erdulden
zugehörige Körperfunktion:	Transportsysteme: Blut, Lymphe

Wenn die Naturschützer von der »stummen Kreatur« reden, dann meinen sie die Fische. Millionen von ihnen werden täglich gefangen und müssen elend und stumm ersticken. Dieses stumme Erleiden charakterisiert auch die menschlichen Wesen, die unter diesem Zeichen geboren wurden. Schaut man sich Fische im Aquarium an, hat man allerdings den Eindruck, daß sie sich des Lebens durchaus freuen. »Lustig wie ein Fisch im Wasser« heißt es, doch der Spruch von den gesunden Fischen stimmt nicht. Denn weder die Fische im Wasser noch die im Zodiak, dem Tierkreis, erfreuen sich besonderer Gesundheit. Die Wassertiere leiden an Parasiten, die Menschenwesen an Seelenkummer, der sich auf den Körper schlägt. Wie alle Wasserwesen, und das Element Wasser beherrscht in der Astrologie auch die Gefühle, unterdrücken Fischemenschen ihre Stimmungen und Aggressionen, ihre Sorgen und Ängste.

So stumme Leider wie die Fische sind des Menschen

Füße; so passiv und mit den Strömungen treibend ist die menschliche Lymphe. Das ist jene Flüssigkeit, die die Abwehrkörper aufnimmt und kein eigenes Antriebssystem besitzt, sondern von den Bewegungen anderer Organe abhängig ist. Das grenzüberschreitende Prinzip des Fischezeichens kommt seltsamerweise auch an den Füßen zum Vorschein. Denn dort existieren Reflexzonen für alle Körperorgane und -regionen, außer den Füßen selbst. Der menschliche Körper liegt als verkleinertes Abbild den Menschen zu Füßen – und das nicht nur bildlich. Fischemenschen leiden oft an kalten Füßen, was alle möglichen Krankheiten begünstigt, zum Beispiel Erkältungskrankheiten. Außerdem sind sie oft aufgeschwemmt, weil sie zuviel Wasser in den Geweben aufnehmen. Manchmal nehmen sie auch so zuviel Flüssigkeit auf, und zwar solche von der übelsten Sorte, nämlich Alkohol. Alkoholismus ist eine große Gefahr für Fischewesen, wie überhaupt Abhängigkeiten von Drogen häufig vorkommen. Auch Allergien sind typisch für Fische und für Wasserwesen überhaupt, was mit der Unterdrückung ihrer Aggressionen zu tun hat, die sich gegen sie selbst richten. Fischegeborene sollten sich an ihren tierischen Brüdern und Schwestern ein Vorbild nehmen und sich viel bewegen. Am besten im Wasser, denn das ist ihr Element.

Der Aszendent

Das Tierkreiszeichen, das bei der Geburt am Osthorizont »aufgeht«, daher der Name: aszendere = aufgehen, dieses Zeichen kann als unsere Grenze zwischen Ich und Umwelt gedeutet werden. Die Grenze ist sowohl seelisch gemeint – dann handelt es sich um unsere tägliche Maske, unsere »Persona« im Sinne C. G. Jungs, oder aber körperlich – dann ist es unsere Haut, unsere Aura, unser Körper allgemein. Obwohl der Aszendent also nur lokale Bedeutung besitzt, im Gegensatz zum Sonnenzeichen, das unsere innerste Existenz betrifft, kommt ihm eine große Bedeutung zu. Denn was wir täglich erleben, wie wir die Außenwelt auf uns wirken lassen, wie wir umgekehrt Teile von uns selbst an die Außenwelt abgeben, das beeinflußt im Kleinen, doch stetig, unser Leben. Steter Tropfen formt den Stein, ob er ihn höhlt, das hängt von uns ab – und von unserem Aszendentenzeichen. Anstelle eines langen Exkurses, der viele Wiederholungen bringen würde, gebe ich Ihnen hier Mini-Diagnosen und Mikro-Ratschläge, wie sie auch in einem Computerprogramm namens ASTROMED vorkommen, das ich für diese Zwecke entwickelt habe. Im wesentlichen decken sich die Aussagen mit denen über die Tierkreiszeichen, also die Sonnenzeichen.

Aszendent Widder
Wer mit Aszendent Widder geboren wurde, ist erregbar und nervös und überarbeitet sich leicht. Außerdem leidet er an Schlaflosigkeit. Er sollte sich körperlich betätigen, Sport treiben und aufreizende Speisen und Getränke meiden.

Aszendent Stier
Wer mit Aszendent Stier geboren wurde, neigt zu Bequemlichkeit und Völlerei. Außerdem ist sein Hals leicht entzündbar. Schwere Kost sollte vermieden werden. Lange Spaziergänge in frischer Luft wirken sich günstig aus.

Aszendent Zwillinge
Menschen mit Aszendent Zwillinge leiden an Nervosität und Schlafstörungen und neigen zu Asthma. Aufputschende Stoffe wie Coffein und Nikotin sind zu vermeiden. Regelmäßiger Schlaf und Bewegung an der frischen Luft sind angezeigt.

Aszendent Krebs

Der Aszendent Krebs fördert die Wetterfühligkeit, besonders gegenüber Kälte. Man friert leicht und hat einen empfindlichen Magen. Es ist günstig, sich warm anzuziehen, viel an der frischen Luft spazierenzugehen und regelmäßig Alkohol zu trinken, aber in Maßen!

Aszendent Löwe

Der Aszendent Löwe macht überaktiv und fördert die Neigung zu Hitzewallungen. Man sollte sich mit Maßen bewegen, schwere Speisen meiden und das Herz schonen, also keine extremen Sportarten treiben.

Aszendent Jungfrau

Menschen mit dem Aszendenten Jungfrau neigen zu nervösen Verdauungsstörungen, weil sie ihre Pflichten zu ernst nehmen. Gesunde Ernährung, evtl. vegetarische Kost oder Vollwertkost, und Erholung an der frischen Luft sind zu empfehlen.

Aszendent Waage

Der Aszendent Waage bringt eine Neigung zu verschiedenen Nierenleiden mit sich. Die Nieren sollten stets warm gehalten, schwere Getränke sowie Kosmetika vermieden werden. Gelegentliche Fastenkuren sind ratsam.

Aszendent Skorpion

Menschen mit Skorpion-Aszendenten ziehen sich leicht Infektionskrankheiten zu, besonders im Bereich der Geschlechts- und Ausscheidungsorgane. Schwere Speisen sind zu vermeiden. Säfte sind empfehlenswert.

Aszendent Schütze

Das Zeichen Schütze im Aszendent zu haben, fördert die Neigung zu Rheuma, Ischias und Gicht, außerdem zu

Unfällen beim Sport. Man sollte sich vor gefährlichen Tieren hüten und nicht zuviel Fleisch essen.

Aszendent Steinbock
Der Steinbock am Aszendenten fördert Verhärtungen, Gelenkrheumatismus und Hautkrankheiten. Außerdem entgiftet man sich schlecht. Medikamente sollten gemieden, der Körper warm gehalten und für ausreichendes Trinken gesorgt werden.

Aszendent Wassermann
Wer als Aszendent Wassermann hat, neigt zu Unfällen in Fahr- und Flugzeugen aller Art. Außerdem kann es zu Nervenleiden und eigenartigen Zuständen kommen. Die Seele sollte gesund gehalten und Gewitter gemieden werden.

Aszendent Fische
Menschen mit Fische-Aszendent neigen zu Fußleiden und sind in Gefahr, süchtig zu werden. Alkohol, Tabletten, Kaffee oder andere Gifte können die Ursache sein. Außerdem sind sie bequem. Gehen Sie hinaus und reinigen Sie Ihren Körper!

Wer seinen Aszendenten nicht kennt, kann Gebrauch von dem Gutschein am Ende des Buches machen. Er bekommt dafür ein vollständiges Computerhoroskop. Der Aszendent kann allerdings nur dann einigermaßen zuverlässig berechnet werden, wenn die genaue Geburtszeit bekannt ist. Bei einer Verschiebung der Geburtszeit um zehn Minuten kann der Aszendent schon um zwei Grad weiterwandern. Rund alle zwei Stunden geht ein neues Zeichen am Horizont auf.

Heilverfahren

Die Krise der modernen Medizin führt dazu, daß viele Menschen an sich selbst kurieren, nicht genehmigte Heiler aufsuchen oder die alte Volksmedizin wiederentdecken. Bücher über Naturheilverfahren, Kräutertees und die Wunder der Meditation erfreuen sich großer Beliebtheit. All das ist durchaus positiv zu sehen. Die Menschen werden sich der Tatsache bewußt, daß die Natur selbst viele Möglichkeiten der Gesundung und Gesunderhaltung bietet. Sie lernen vor allem, für den eigenen Körper und die Gesundheit selbst Verantwortung zu übernehmen. Die bisher typische Einstellung »Herr Doktor, ich bin krank, nun machen Sie mich mal wieder gesund« weicht der Erkenntnis, daß einem niemand die Übel der Welt abnehmen kann. Schon Paracelsus wußte das, wenn er sagte: »Heilen kann nur einer. Es ist der unfaßbar kundige und unbegrenzt tüchtige Heilmeister in uns.«

Zweierlei sollte man dabei nicht vergessen. Der große Heilmeister in uns braucht fast immer Hilfe von außen. Ein kundiger Heiler, ein Heilkundiger also, versteht es, diese jedem eigene Heilkraft zu wecken. Man selbst kann es meistens nicht aus eigener Kraft. Und außerdem gibt es Fälle, in denen es wenig Sinn hat, auf die Stärke und Weisheit der Natur zu vertrauen. Wer sich den Fuß verstaucht oder das Bein gebrochen hat, wer Verbrennungen erlitten hat oder aus einer Wunde blutet, wer mit dem Kopf zu Boden gefallen ist oder plötzlich an Blinddarmentzündung erkrankt, der braucht einen Arzt, und zwar schnell. In all diesen Fällen ist schnelle Hilfe nötig. Danach kann man wieder der Natur vertrauen. Doch ein eitriger Zahn muß raus, und einem Ertrunkenen hilft höchstens noch Mund-zu-Mund-Beatmung, aber kein Kräutertee.

Glücklicherweise ereignen sich solche Notfälle recht selten. Die meisten Erkrankungen sind unangenehmer, aber nicht gefährlicher Natur. Häufig ist im Herbst und Winter die Hals-Rachen-Region betroffen. Wir leiden an Verstopfung oder Durchfall, an Herzklopfen und Schlafstörungen, an Hautausschlägen und kalten Füßen. Oder wir fühlen uns abgespannt, lustlos, lahm. All das sind Erscheinungen, gegen die man sehr wohl selbst angehen kann. Denn oft betreffen sie unsere Konstitution, unsere allgemeine seelische und körperliche Beschaffenheit.

Wenn also jetzt von »Heilverfahren« gesprochen wird, dann sind keine speziellen Kuren gegen besondere Krankheiten gemeint, sondern therapeutische Verfahren, die sich auf die *Konstitution* eines Menschen beziehen, soweit sie astrologisch ersichtlich wird. Man kann selbst seine Seelenlage und damit seinen Körper stärken. So wird zwar keine akute Krankheit geheilt, doch kommt der Krankheitsvorbeugung ohnedies eine viel größere Bedeutung zu als der schnellen Beseitigung von Symptomen.

In diesem Zusammenhang sollte der Begriff »Krankheit« genauer betrachtet werden. Auch in der klassischen Medizin setzt sich langsam der Gedanke durch, daß eine Krankheit oder eine Erkrankung nicht nur einen Betriebsunfall der Natur darstellt. Vielmehr hat jede Krankheit ihren Sinn, auch wenn man den nicht sofort sieht. Doch Vorsicht, »Sinn« heißt nicht »Strafe«, wie es vielerorts hingestellt wird.

Ich unterhielt mich einmal mit einem Mann, der an einer schweren Virusinfektion der Augen litt; der Arme tränte ununterbrochen und sah fast nichts. Wiederholt wollte er das, was er erzählte, mit Beweisen belegen. Er suchte dann verzweifelt in seinen Büchern, Unterlagen und Akten danach, fand aber nichts, da ihn seine Augen im Stich ließen. Ich versicherte, ihm auch so zu glauben, er überhörte das. Warum war dieser Mann erkrankt? Warum gerade an den Augen? Vielleicht, weil er immer alles sehen wollte. Er glaubte und akzeptierte nichts ohne Beweise. Er traute nur dem, was er mit eigenen Augen überprüfen konnte. Und das wurde seinem Körper zuviel. Er wehrte sich, auf die ihm eigene und mögliche Art: durch Ausschalten der Augen. So hätte der Mann innere Einkehr halten und seine Besessenheit ablegen können. Leider konnte er die Signale seines Körpers nicht interpretieren, ja, er kam gar nicht auf die Idee, daß in seiner Erkrankung ein Sinn liegen könnte.

Eine junge Frau war plötzlich am Unterleib gelähmt und konnte durch nichts geheilt werden. Erst eine Psychoanalyse ergab, daß diese Frau als junges Mädchen von einem nahen Verwandten sexuell mißbraucht worden war, so daß Geschlechtsverkehr von ihr mit etwas Ekelhaftem assoziiert wurde. Doch da sie sich in ihrer Ehe nicht dagegen wehren konnte oder wollte, griff ihr Körper zum einzigen Mittel, den Geschlechtsverkehr zu verweigern. – Auch in diesem Fall war die Erkrankung weder ein Betriebsunfall der Natur noch eine Strafe, sondern eine Reaktion des Körpers auf einen Zustand bzw. geheimen Wunsch der Seele, der auf keine andere Art erfüllt werden konnte.

In vielen Fällen eines plötzlichen Zusammenbruchs durch eine fiebrige Erkrankung, ein Magengeschwür oder einen Herzinfarkt kann dies darauf zurückgeführt werden, daß der Betroffene als Arbeitsbesessener nicht aufhören konnte. Der Körper tat das einzig Vernünftige – auf Kosten der Gesundheit. In anderen Fällen findet der Kranke durch seine Krankheit zum ersten Mal Sympathie. Er wird gepflegt und bedauert, und diese Zuwendung wird ihm in gesundem Zustand nicht zuteil. Den Sinn einer Krankheit zu finden, ist allerdings nicht immer leicht. Das gilt besonders für schwere Erkrankungen. Immer ist die Krankheit eine Botschaft des Körpers, der sich gegen etwas wehrt. Das kranke Gewebe darf nicht mit der Krankheit selbst verwechselt werden; es stellt nur eine Reaktion des Körpers auf innere Gifte oder Spannungen dar, die nicht anders ausgeschieden bzw. beseitigt werden können. Und darum darf man nicht diese Symptome bekämpfen, man muß die Ursache der Krankheit ergründen und den Selbstheilungs- und Entgiftungsprozeß unterstützen. Gerade bei chronischen Erkrankungen kommt es erst durch die Verabreichung der richtigen Medizin zu diesem Giftableitungsprozeß. Resultat: Die Krankheitssymptome verschlimmern sich zunächst, was in der Homöopathie immer als Zeichen aufgefaßt werden kann, daß das Mittel richtig gewählt und der Heilungsprozeß in Gang gebracht wurde.

In diesem Buch werden aber keine Heilmittel gegen spezifische Erkrankungen verschrieben – darüber gibt es genügend gute Bücher – sondern es wird gezeigt, wie die Konstitution eines Menschen, also sein Körper-Seele-Geist-Komplex, dessen Eigenschaften ihm in die Wiege mitgegeben wurden, wie diese Einheit gestärkt werden kann. Und dazu bieten sich mehrere Möglichkeiten an.

Natürliche Lebensweise

Es soll hier nicht der »Zurück-zur-Natur«-Bewegung das Wort geredet werden. Die Natur des Menschen ist nicht festzulegen. Manche Dinge schaden sicher jedem Menschen – Quecksilber in der Nahrung, Rauch in der Lunge. Manches nützt auch jedem – Spaziergänge in frischer Luft, Vollwertnahrung. Doch mit der »Natur« beginnt bereits die Differenzierung. Manche Menschen blühen erst unter Bäumen auf, während andere sich dort zu Tode langweilen und Sehnsucht nach dem Duft der Großstadt haben, auch wenn der nur aus Autoabgasen besteht.

Die Astrologie zeigt – in dem Zustand, wie wir sie bisher kennen –, daß es zwölf Typen gibt, denen ganz unterschiedliche Lebensweisen, Umweltbedingungen, und Reaktionsmuster entsprechen. Dieses Typische soll hier als »Natur« der Tierkreiszeichen bezeichnet werden, und diese Natur ist Angelpunkt für das gesunde Leben, wobei »Gesundheit« hier in erweitertem Begriffsumfang aufgefaßt werden soll. Sie betrifft nicht nur den Körper, sondern auch die geistseelische Ebene, von der ja so viel ausgeht, was den Körper im Guten wie im Schlechten beeinflußt. In den folgenden Tabellen werden für jedes Tierkreiszeichen zwei Kategorien gegenübergestellt, »Typ« und »Gegentyp«.

Zunächst sollte jeder nach seinem Typ zu leben versuchen, soweit es natürlich ist und weder ihn noch die Umwelt stört. Leider ist das oft nicht der Fall. Es gibt viele Löwen mit schwachem Selbstbewußtsein, schüchterne Schützen und lahme Widder. Die Beschreibungen der ersten Spalte geben eine Richtlinie für jedes Zeichen an. Jeder sollte sich bemühen, die speziellen Eigenschaften seines Zeichens zu fördern, denn sie gehören zu seiner Natur, und es rächt sich immer, gegen die eigene Natur zu leben.

Doch jede Eigenschaft trägt in sich den Keim ihrer Opposition. Genauso häufig wie das Nicht-Ausleben gibt es das Zuviel an Typischem. Dieses »Zuviel« wurde in Klammern gesetzt. Aber auch dort, wo nichts Negatives steht, lassen sich leicht Begriffe finden, die eine Übertreibung ins Schädliche beschreiben. Ein Krebs, der seine Höhle nicht verläßt, ein Zwilling, der nur noch der Tagesneuigkeit nachjagt, eine Jungfrau, deren Lebensinhalt im Arbeiten liegt – sie alle leben über-typisch. Hier entsteht die Notwendigkeit des Gegensteuerns, und die dazu notwendigen Eigenschaften, Verhaltensmuster und Merkmale sind in der Spalte »Gegentyp« aufgeführt. Die angegebenen Farben entsprechen den jeweiligen Zeichen besonders und sind von Bedeutung für die Farbtherapie. An den aufgeführten Gegenden oder solchen, die denen entsprechen, fühlt sich das Zeichen besonders wohl, sei es als Arbeitsplatz oder einfach als Ort »zum Wohlfühlen«. – Natürlich ist diese Zusammenstellung sehr einfach. Sie berücksichtigt in keiner Weise die Komplexität des Individuums, die auch im Horoskop bei Beachtung aller Faktoren sichtbar wird, von den nicht-astrologischen Faktoren wie Erbgut, Umweltbeeinflussung und gesellschaftlicher Prägung ganz zu schweigen. Dennoch kann eine solche Tabelle bereits erste Hilfe zur Erkenntnis eigener Wege und Irrwege sein.

Widder

Typ	Gegentyp
unternehmungslustig (unbeständig)	paßt sich an, bleibt passiv
körperlich aktiv (Sport, Sex)	geistig-seelisch aktiv
witzig (sarkastisch)	ernst, verständnisvoll
denkt zuerst an sich (egoistisch)	denkt an andere, verhält sich sozial
mutig (aggressiv)	besonnen, rücksichtsvoll
impulsiv (unbedacht)	vorausblickend
engagiert (einseitig)	tolerant, vielseitig
ehrlich (verletzend)	diplomatisch
schont sich nicht (besessen)	achtet auf seine Gesundheit
Sinn für Wesentliches (vereinfachend)	faßt die Realität als Komplex auf

Farben: kräftige Farben, rot und weiß
Gegenden: »Kriegsschauplätze«, vor allem im übertragenen Sinn. Operationsräume, Schlachthäuser, Fabriken, vulkanische Gegenden.

Stier

Typ	Gegentyp
friedliebend (ausweichend)	stellt sich der Auseinandersetzung
liebt die Natur (Einsiedler)	liebt die Gesellschaft
liebt gutes Essen (Völlerei)	fastet regelmäßig
Genießer (bequem)	Unternehmer
beharrlich (stur)	flexibel und aufgeschlossen
geduldig und ausdauernd (verrennt sich)	bricht aus Gewohnheiten aus
realistisch (pessimistisch)	optimistisch, weitblickend
strebt nach Besitz (besitzergreifend)	kann loslassen
Sinn für Rituale, besonders beim Essen	experimentierfreudig
künstlerisch (lehnt Technik und Metalle ab)	setzt sich mit moderner Technik, mit TV und Computer auseinander

Farben: gedämpfte Erdfarben, ocker, türkis; Grün der Natur
Gegenden: blühende Wiesen, Blumengärten, Modesalons, Schmuckwerkstätten, Konditoreien, Geldinstitute

Zwillinge

Typ	Gegentyp
liebt Gesellschaft (Angst vor dem Alleinsein)	schöpft Kraft in der Einsamkeit (Meditation)
intellektuell (gefühllos)	einfühlsam, auf Gefühle vertrauend
neugierig (ablenkbar)	konzentriert, gründlich
beweglich (nervös)	zielgerichtet, ausdauernd
vielseitig (instabil: Beziehungen und Weltanschauungen »kippen«)	stabil, innerlich gefestigt
Sinn fürs Detail (kleinlich)	Sinn für Zusammenhänge (Philosophie)
denkt logisch und kausal	hat Sinn für Paradoxes

Farben: helle, lustige, unbeschwerte Farben: gelb, hellrot
Gegenden: Verbindungswege wie Brücken, Schienen, Aufzüge, Treppen, Telefonzentralen, öffentliche Plätze, Bibliotheken, Druckereien, Redaktionsstuben

Krebs

Typ	Gegentyp
gutes Gedächtnis (quälende Erinnerungen)	blickt in die Zukunft
reiches Innenleben (versteckt Gefühle)	läßt Gefühle heraus
bescheiden (schüchtern)	selbstbewußt
familiär und häuslich	Beruf und Gesellschaft sind wichtig
sensibel (empfindlich, verletzlich)	verträgt seelische Belastungen
beschützend, mütterlich (läßt nicht los)	tolerant, entläßt Kinder in Freiheit und Eigenverantwortung
beharrlich (penetrant)	läßt los
vorsichtig (ängstlich)	offen und mutig
liebt Essen (Angst vor dem Verhungern)	kann verzichten und fasten
denkt gefühlsmäßig	läßt Logik walten

Farben: blasse, wäßrige Farben: lauchgrün, silbrig
Gegenden: wasserreiche, sumpfige Gegenden wie Seen, Tümpel, Moore, Quellen. Restaurantküchen, Weinkeller, Molkereien

Löwe

Typ	Gegentyp
großzügig (gönnerhaft, verschwenderisch)	bescheiden, sparsam
vital (schont sich nicht)	gönnt sich Ruhepausen
kräftig (erträgt zuviel)	gibt Schwächen zu
selbstbewußt (arrogant)	läßt auch andere gelten
dramatisch (pompös)	zurückhaltend, nüchtern
an persönlicher Macht interessiert	am sozialen Wohlergehen interessiert
guter Umgang mit Kindern (bevormundend)	anerkennt Kinder als selbständige Lebewesen
guter Organisator	denkt auch an die Menschen
gesellig (vergnügungssüchtig)	naturverbunden (Kraft aus der Stille)

Farben: sonnige, strahlende Farben; goldgelb, orange, weiß
Gegenden: sonnige Hochebenen. Wo gefeiert, getanzt und Theater gespielt wird. Paläste, Schlösser, Marmorsäle

Jungfrau

Typ	Gegentyp
arbeitsam (arbeitsbesessen)	genießt Freizeit und Erholung
Sinn fürs Detail (sieht den Wald vor lauter Bäumen nicht)	sieht auch die großen Zusammenhänge
unruhig (nervös)	entspannt, läßt sich treiben
bevorzugt Naturkost	schlemmt gelegentlich
Sinn für Sauberkeit (puritanisch, Hypochonder)	genießt »Schmutz« (z. B. Schlammbäder)
realistisch, praktisch (skeptisch)	fantasievoll, träumerisch, begeisterungsfähig
Perfektionist (Nörgler)	kann Unvollkommenheit akzeptieren
geschäftstüchtig (denkt nur an Vorteile)	geistige Interessen
gutes Verhältnis zur Sprache	malt, musiziert

Farben: bescheidene, unauffällige Farben; grau, braun.
Gegenden: Getreidefelder, Büros, Bibliotheken, Krankenhäuser und Arztpraxen, Hygieneinstitute

Waage

Typ	Gegentyp
ausgleichend (unentschlossen)	Partei ergreifend, engagiert
liebt schöne Dinge (macht sich die Finger nicht schmutzig)	führt auch »schmutzige« Arbeiten aus
geselligkeitsliebend: Parties, Bälle	Kraft aus der Einsamkeit (Meditation)
romantisch, idealistisch (unrealistisch)	realistisch, skeptisch, nüchtern
liebt das Vergnügen (faul)	engagiert sich für die Arbeit
Interesse an »Inszenierungen«: Theater, Bühne	lebt in der Realität, ohne sie zu verschönern
tolerant (oberflächlich)	geht den Dingen auf den Grund

Farben: schöne, raffinierte Farben; violett, hellblau, rosa
Gegenden: schöne, künstliche Umwelten wie Bühnen, Konzertsäle, Kaffeehäuser, Galerien, gepflegte öffentliche Plätze, Frisier- und Kosmetiksalons

Skorpion

Typ	Gegentyp
engagiert (fanatisch)	tolerant, distanziert
sarkastisch	liebevoll
gründlich, bohrend	leichtfüßig, unbeschwert
gutes Gedächtnis (nachtragend)	kann vergessen und vergeben
Interesse an Sex (besessen)	Sex ist ein Genuß unter vielen
Interesse an Tod und Mystik (Angst)	Leben ist wichtig
behält Gefühle für sich (unterdrückt sie)	öffnet seine Seele im normalen Gespräch
Interesse an geheimer Macht, Hypnose, Schwarze Magie	beschäftigt sich mit realer Macht, Politik

Farben: düstere oder geheimnisvolle Farben; dunkelrot, dunkelgrün

Gegenden: unfruchtbare oder geheimnisvolle Landschaften wie Vulkangebiete, Friedhöfe, vereiste Meere, Höhlen. Operationsräume, chemische Labors

Schütze

Typ	Gegentyp
optimistisch (unrealistisch)	realistisch, nüchtern
Blick in die Ferne (übersieht Details)	sieht die Einzelheiten
vielseitig (zerstreut)	ernsthaft, konzentriert
großzügig (angeberisch)	bescheiden
offen (verletzend)	diplomatisch
reiselustig: Außenwelt	Reisen in die Innenwelt: Meditation
selbstbewußt (arrogant, Personenkult)	Sinn für die Bedürfnisse anderer
philosophisch, rhetorisch (große Worte)	nüchterne Darstellungsweise
sportlich	geistige Interessen

Farben: leuchtende, exklusive Farben wie orange, dunkelblau, purpur

Gegenden: üppige, großräumige Landschaften, fruchtbare Gegenden, Rennbahnen, Parks, Kirchen, Regierungsstätten

Steinbock

Typ	Gegentyp
ausdauernd, zäh (verbissen)	offen, tolerant
sparsam (geizig)	großzügig
erträgt viel (Märtyrer)	bricht aus, gibt auf
schwarzer Humor	unbeschwerte Heiterkeit
denkt an Karriere und gesell-	denkt an Freizeit und kamerad-
schaftliche Anerkennung	schaftliche Beziehungen
realistisch, nüchtern (pessimi-	optimistisch, fantasievoll
stisch, fantasielos)	
Gespür für soziale Hierarchien	kümmert sich nicht um äußere
(»Radfahrer«)	Insignien der Macht
langsam	schwungvoll
klammert sich fest	kann loslassen

Farben: dunkle Farben; dunkelbraun, schwarz
Gegenden: karge Landschaften, ländliche Gebiete, steile Wege, Berggipfel, Bergwerke, Höhlen, Ruinen, Wüsten, Einsiedeleien, Gefängnisse, Krankenhäuser, Keller, Friedhöfe

Wassermann

Typ	Gegentyp
wohlwollend, distanziert (kühl)	persönlich engagiert
der Zeit voraus (in den Wolken	im Hier und Jetzt verankert
schwebend)	
wahrheitsliebend (verletzend)	diplomatisch
feste Anschauungen (intole-	flexibel im Denken
rant, doktrinär)	
Interesse an Technik, Fliegen	Erholung in der Natur
engagiert für soziale Gerech-	denkt auch an sich
tigkeit	
Erfolg durch Abwarten (faul)	trifft Entscheidungen
kameradschaftliche Bezie-	leidenschaftliche persönliche
hungen	Beziehungen
Koordinator: Verknüpfen von	Organisator: aus dem Zentrum
Fäden	gestalten

Farben: ungewöhnliche, luftige Farben: dunkelblau, lila, violett, glitzernd
Gegenden: Flughäfen, Flugzeuge in der Luft, komplexe Schaltzentralen: Rechenzentren, Funkleitstellen, Fernsehstudios, wissenschaftliche Forschungsstätten

Fische

Typ	Gegentyp
mitfühlend (wehleidig)	selbstbewußt
genügsam (Einsiedler)	anspruchsvoll, geselligkeitslie-bend
künstlerisch, fantasievoll (un-praktisch)	realistisch
gefühlvoll	geistig
beeindruckbar (unstabil)	eigene Meinung, Festigkeit
friedliebend (ausweichend)	stellt sich Auseinanderset-zungen
anpassungsfähig (läßt sich treiben)	entscheidungsfreudig, enga-giert
genießt den Tag (faul)	denkt an die Zukunft
vielseitig (zersplittert)	konzentriert

Farben: seltsame Farben: violett, wasserblau, irisierend
Gegenden: Meeresstrand, Inseln, einsame oder unerforschte Gebiete. Abgeschlossene Bereiche: Saunas, Kinos, Krankenhäuser, Gefängnisse, Klöster.

Therapien

Unter einer Therapie versteht man eine längerfristige Behandlung des Körpers oder der Seele zur Heilung einer chronischen oder lange zurückliegenden Erkrankung bzw. zur Wiederherstellung der Gesundheit. Zu den Therapien zählen Kuren ebenso wie psychoanalytische Verfahren. Die Vielzahl heute existierender Therapieformen macht es einem schwer, für sich die richtige auszusuchen, zumal auch viele Scharlatane unter den Therapeuten zu finden sind. Mit Hilfe des bisher erworbenen Wissens sollen hier die verschiedenen Therapiemöglichkeiten astrologisch beleuchtet werden. Wenn eine Therapie einem astrologischen Faktor, zum Beispiel einem bestimmten Zeichen, zugeordnet wird, dann heißt das nicht, daß nur Menschen, die unter diesem Zeichen geboren wurden, auf diese Therapie ansprechen. Es geht hier um eine *Charakterisierung*.

So kann es durchaus vorkommen, daß ein Krebsgeborener eine Löwetherapie benötigt (siehe Seite 156 zur Krankheit »Krebs«). Es wird sich aber auch hier zeigen, daß eine astromedizinische, auch astropsychologische Betrachtungsweise tiefere Einblicke in das Wesen von Dingen, Lebewesen und eben auch Therapieformen gestattet. Bezogen auf die bereits charakterisierten Elemente sollen nun die zugehörigen Therapieformen betrachtet werden.

Feuer

Charakteristikum des Elements Feuer in der Astromedizin ist die Bewegung in allen möglichen Formen und Ausprägungen. Man kann den Körper im Sport bewegen, um seine Kraft zu spüren, in seinen zahlreichen Erscheinungsformen als Kampfsport, Gymnastik, Schwimmen, Laufen oder Spazierengehen. Zum Sport zähle ich hier auch *Sex*, auf die Gefahr hin, daß alle wohlerzogenen Leser heftig protestieren. Doch der verfemte, geniale Wilhelm Reich machte daraus eine Therapieform, genannt »Od-Therapie«, und konstruierte sogar einen Apparat zur Konzentrierung der Orgasmus-Energien.

Bewegt man sich künstlerisch, dann entstehen daraus die verschiedenen *Tanzformen* und ihre Abkömmlinge, zu denen auch die von den Anthroposophen eingeführte Eurythmie gehört. Bei den Griechen bedeuteten Tänze stets mehr als bloße Volksbelustigung oder Brautwerbung. So gibt es dort auch heute noch einen Tanz – den Zeibekiko –, der allein und als Psychotherapie getanzt wird. Das Problem liegt irgendwo in der Mitte des Bodens. Um diesen Punkt tanzt der Tänzer, allein und in sich versunken, bis ihm durch die Bewegung die Erleuchtung kommt oder das Problem sich von alleine löst. – Ein meditativer Tanz ist auch das chinesische Schattenboxen, Tai Chi, bei dem durch Disziplinierung des Körpers Seele und Geist ebenfalls in konkrete Bahnen gelenkt werden sollen. Auch das Schauspiel mit seinen Varianten, etwa dem Psychodrama, ist zu den typischen Feuertherapien zu zählen.

Die Muskeln des Menschen bestimmen nicht nur seine Bewegungen, sondern auch seinen statischen Zustand, also seine Haltung. Aus dieser Erkenntnis entwickelten sich verschiedene Therapien zur *Haltungskorrektur*, die Alexander-Technik, das Rolfing, die Feldenkrais-Methode, die Bioenergetik. Sie alle haben zum Ziel, den Menschen zu einer aufrechten, natürlichen und unverkrampften Haltung zu bringen, wodurch sich sein Charakter entsprechend ändert.

Die Muskeln erzeugen Wärme. Und Wärme, ja sogar Hitze, kann viele Krankheiten vertreiben. In ihrer einfachsten Form sind dies *Sonnenbäder*. Aber auch *Fieber* wirkt heilend, in seiner natürlichen Form und auch als künstlich induzierter Körperzustand. Versuchen wir nun eine Zuteilung der Feuertherapien zu den Feuerzeichen. Dann ergibt sich, grob vereinfacht, folgendes Schema:

Der aktive *Widder* braucht eigenständige, aktive oder kämpferische Sportarten wie Schifahren, Sprinten, Hochsprung, Schwimmen, Motorradfahren, das auch eine Therapie sein kann, Od-Therapie von Wilhelm Reich, und alle Tänze, bei denen man durch keine Vorschriften behindert ist, wozu der oben erwähnte Zeibekiko ebenso gehört wie Disco-Tänze und ähnliche.

Der in sich ruhende *Löwe* muß vor allem auf seine Haltung achten, was natürlich für jeden Menschen gilt. Darum sind die Haltungstherapien typisch für das Zeichen Löwe. Außerdem lieben Löwen langdauernde Spaziergänge und natürlich alles, was mit Schauspiel, Drama oder Bühne zu tun hat, wozu auch wieder Tänze gehören. Im Gegensatz zum Widder akzeptiert er auch vorgeschriebene Formen, so daß Regelspiele, Standardtänze oder Eurythmie für ihn gut geeignet sind. – Sonnenbäder sind natürlich eine typische Eigenheit des Sonnenzeichens Löwe.

Dem unruhigen *Schützen* entsprechen Bewegungsformen, bei denen eine rasche Reaktion gefordert ist. Dazu gehören Reiten ebenso wie Fechten, Tennis, Volleyball und ähnliche Sportarten.

Wie schon bei der Besprechung der Elemente erwähnt, braucht Feuer als Ergänzung die Luft. Entsprechendes gilt für die Therapien: Lufttherapien wirken bei Feuerzeichen ausgleichend und sind deshalb sehr empfehlenswert.

Luft

Das Element Luft hat im menschlichen Körper ebenfalls mit Luft zu tun, also unterstehen ihm alle Therapien, bei denen der *Atem* betont wird: Atemtherapie, Urschreitherapie, die auch Primärtherapie genannt wird, Yoga.

Der Luft entsprechen auch die Nerven, und damit die Sinneseindrücke. Dies kann man grob in zwei Kategorien teilen: intellektuelle Eindrücke über die Sprache und künstlerische Eindrücke über Augen, Ohren, Nase, Haut usw. Daraus ergeben sich alle *Gesprächstherapien* wie die klassische Psychotherapie, die Logotherapie, die versucht, dem Patienten den Sinn seines Lebens zu ergründen, aber auch verschiedene Gruppentherapien, bei denen die soziale Interaktion, also die Wechselbeziehungen zwischen den Teilnehmern, wesentlich sind. Eine besondere Form der Gruppentherapie ist der Marathon, bei dem die Teilnehmer für eine begrenzte Zeit, etwa zwei Tage und eine Nacht, eingesperrt werden, damit sich alle angestauten Emotionen ungehemmt entladen können. – Die Wirkung künstlerischer Eindrücke wird in der *Musiktherapie*, in der *Farbtherapie* und in der *Aromatherapie* ausgenutzt.

Das menschliche Nervensystem erzeugt auch ein ständig wechselndes elektrisches Feld in und um unseren Körper. Dieses Feld kann direkt beeinflußt werden, etwa durch *Handauflegen*, ein in alten Zeiten durchaus übliches und wirkungsvolles Heilverfahren. Auch ohne direkte Berührung kann man die menschliche Aura, denn so bezeichnet man das äußerlich meßbare elektrische Feld, beeinflussen. Diese Heilverfahren werden unzureichend mit *Geistheilen* umschrieben. Dabei wird nicht etwa dem Kranken Energie zugeführt. Es ist ein weitverbreiteter Irrtum zu glauben, ein Kranker sei schwach, weil er zu wenig innere Energien habe. Im Gegenteil: Die Krankheit wird durch zuviel Energie verursacht, die sich im Körper staut und so zu Verspannungen und Gewebsschädigungen führt. Diesen Energiestau kann ein guter Geistheiler auflösen.

Weil beim Menschen so vieles über die Nerven läuft, gehören auch alle Therapien zum Luftelement, die durch spezifische Nervenreize wirken. Sie werden unter dem Namen *Reiztherapien* zusammengefaßt. Die bekannteste Reiztherapie ist die *Akupunktur* und ihre »kleine Schwester«, die *Akupressur*. Die Reizung erfolgt hier direkt über die Nerven der Haut entlang bestimmter »Meridiane«, welche Organen und Funktionssystemen zugeordnet werden. Auch die *Homöopathie* gehört zu den Reiztherapien; die Reizung erfolgt dabei über die Schleimhäute der Zunge. Bei der *Fußreflexzonenmassage* können alle Körperregionen und -organe, außer den Füßen, durch Massage der entsprechenden Zonen an den Füßen erreicht und sozusagen von innen heraus massiert werden. Diese Reizzonen sitzen aber nicht nur an den Füßen, sondern jedem Organ ist ein Hautbereich zugeordnet, über den es zur Heilung erreicht werden kann. – Die *Bachblütentherapie* verwendet die Essenz bestimmter Pflanzen, die nach einem beinahe mystischen Verfahren durch Sonneneinwirkung in reines Bergquellwasser übergehen. Die Wirkung erfolgt ähnlich wie in der Homöopathie.

Nicht vergessen sollte man jene Verfahren, die nicht auf den Körper, sondern auf dessen Umgebung angewendet werden. In der täglichen Umgebung des Menschen existieren Reizzonen, die offenbar durch Wasseradern beeinflußt werden und eine Reihe chronischer Erkrankungen, wenn schon nicht hervorrufen, so zumindest begünstigen. Ganz besonders wirkungsvoll im negativen Sinne sind diese Zonen unter dem Bett, denn hier verbringt der Mensch die längste ungestörte Zeit. Eine *Entstrahlung* dieser Zonen kann manchmal erstaunliche Besserungen des Allgemeinzustands bringen. Allerdings sind die meisten der angebotenen Geräte untauglich. Die einfachste Lösung liegt darin, sein Bett in eine reizzonenfreie Umgebung zu verschieben. Die Reizzonen werden übrigens am einfachsten durch einen erfahrenen Pendler oder Wünschelrutengänger ermittelt.

Die künstlerische *Waage* spricht am besten auf Gruppengespräche und auf schöne Eindrücke an. Typische Waagetherapien sind in diesem Sinne Farb-, Musik- und Aromatherapie; seinem Gegenzeichen Widder entsprechend aber auch dramatische Ereignisse auf irgendeiner Bühne.

Der elektrisierte *Wassermann* spricht auf Geistheilen, Handauflegen und andere Verfahren an, welche seine Aura beeinflussen. Entstrahlungen sind für ihn wichtig, Reize führen meistens zu guten Reaktionen.

Der lebhafte *Zwilling* braucht Gespräche, die seine Neugier befriedigen, so daß alle Gesprächstherapien bei ihm gut anschlagen.

Da sich Feuer und Luft gegenseitig ergänzen, tun den Luftzeichen zur Entspannung die Feuertherapien gut. Zuviel Gedankenarbeit hindert den Körper manchmal daran, sich selbst zu heilen. Darum brauchen gerade Luftzeichen auch Therapien, die den Körper ansprechen und den Geist ausschalten.

Erde

Erde hat mit Nahrung und Natur zu tun. Darum reagieren Erdzeichen gut auf Heilverfahren, in denen die Nahrung eine wichtige Rolle spielt – oder ihr Entzug. Dazu gehören die verschiedenen *Diätformen, Naturkost* und vor allem *Fasten*, was den Jungfrauen und Steinböcken leichtfällt, den Stieren aber Schwierigkeiten bereitet. Da Erde auch mit Nahrungsaufnahme und Verdauung zu tun hat, wirken hier alle Heilmittel, die im Magen aufgespalten und im Darm aufgenommen werden, also alle klassischen Medikamente, Kräutertees, Heilerde, Heilpflanzen, Mineralwässer usw.

Naturheilverfahren sind ebenfalls typische Erdtherapien. Kneippsche Wasserkuren gehören ebenso dazu wie Bäder, Trinkkuren oder das schlichte Umarmen von Bäumen, das sehr heilkräftig sein soll und die Flausen aus dem Kopf zieht. Kurzum, alles, was die Verdauung anregt und kräftigend wirkt, zählt zu den Erd-Heilverfahren. – Auch *Massagen* wirken gut bei Erdzeichen, da sie kräftig sind und der Tendenz zur Festigung und Einlagerung entgegenwirken.

Dem zähen *Steinbock* helfen alle heimatlichen Kräuter, Pflanzen und Nahrungsmittel, besonders solche, die unter der Erde wachsen. Da er zum Austrocknen neigt, braucht er auch viel Flüssigkeit.

Dem stetigen *Stier*, der so vieles in seinen Geweben einlagert, tun Fastenkuren gut, weil der Körper dabei zunächst überflüssiges oder gar giftiges Gewebe abbaut und langsam ausscheidet. Darum riecht der Stuhl beim Fasten auch so unangenehm.

Der unruhigen *Jungfrau* liegen Naturkost, besonders Getreide, das ja zu ihrem Zeichen gehört, und alle Heilkräuter.

Als Ausgleich brauchen die Erdzeichen Wasserkuren.

Wasser

Zu den Wassertherapien zählen alle Verfahren, welche die Körperflüssigkeiten anregen, reinigen oder beleben, z.B. die *Lymphdrainage*, aber natürlich auch *Blutreinigungskuren*. Manchmal hilft sogar die Erwärmung bestimmter Körperbereiche, um die Durchblutung zu steigern. Das menschliche Blut reicht nur aus, etwa ein Fünftel aller Organe voll zu durchbluten. Und da Hirn und Herz stets den vollen Sauerstoffgehalt brauchen, gibt es bei den anderen Organen natürlich Mangelerscheinungen. Sanfte Massage oder Wärme wirken dem entgegen.

Die Wasserzeichen sind vor allem Gefühlszeichen mit viel Fantasie und Zugang zu ihrem Unbewußten. Daher gehören auch alle Therapieformen zum Element Wasser, welche die Bildersprache des Unterbewußtseins anregen, also sämtliche *Meditationstechniken*, die meistens mit einer Art Isolierung arbeiten. Extremform dieser Isolierung ist der vom amerikanischen Delphinforscher John Lilly erfundene *Samadhi-Tank*, in dem der Patient von allen äußeren Sinneseindrücken, selbst vom Einfluß der Schwerkraft, ferngehalten wird. Verfahren zur Erzeugung innerer Bilder gibt es jede Menge, und sie haben unterschiedliche Namen. Beim *katathymen Bilderleben* werden nach bestimmten Suggestionen Gegenstände, Menschen oder Situationen »visualisiert«, wobei solche Situationen auch noch, wieder über Bilder, beeinflußt werden können. Auch die *Reinkarnationsanalyse*, die Erforschung des früheren Lebens, beruht auf dem Wachrufen solcher innerer Bilder. Eine Extremform der Suggestion stellt die *Hypnose* dar, bei der dem Menschen der eigene Wille vollständig genommen wird. Noch zu erwähnen wären die Techniken des *Biofeedback*, bei dem man lernt, unbewußte Körperreaktionen, etwa den Herzschlag, über sein Bewußtsein mit Hilfe elektronischer Geräte zu steuern – indische Yogis können das schon lange.

Der aktive, aber oftmals ängstliche *Krebs* braucht viel Wasser und die Kraft des positiven Denkens durch Meditation und Suggestion.

Der geheimnisvolle *Skorpion* ist fasziniert von Hypnose und ähnlichen Techniken, welche in die Tiefe der menschlichen Seele eindringen und durch persönliche magische Macht wirken.

Dem passiven *Fisch* helfen alle Verfahren, welche seine Flüssigkeiten anregen, besonders die Lymphdrainage oder andere Formen der sanften Massage. Jede Form des Bilderlebens ist sehr natürlich für seinen fantasievollen Verstand.

Die Wasserzeichen brauchen als Gegentherapie etwas Kräftigendes. Da auch Wasser mit Nahrung und Geweben zu tun hat, sollten auch sie auf ihre Ernährung achten und mit Naturheilverfahren Erfolg haben.

Alle Therapien können sinnlos sein, wenn sie nicht mit einer Änderung der inneren Einstellung und der Lebensumstände einhergehen. Gegen chronische Kopf- oder Magenschmerzen, gegen Bluthochdruck oder Kreuzschmerzen hilft die beste Medizin nichts, wenn einen die Umgebung weiterhin kaputtmacht. Zuerst sollte deshalb immer an die Lebensumstände, die äußeren wie die inneren, gedacht werden, dann erst an eine spezifische Therapie.

Doch das wichtigste Heilverfahren, ja das einzig wirksame, haben wir nicht erwähnt. Gemeint ist die *Liebe.* »All you need is love«, sangen die Beatles, und sie hatten recht. Liebe heilt alles, mehr noch, sie beugt vielen Krankheiten vor. Jesus heilte durch Handauflegen und durch die Liebe, die dabei von ihm ausging. Der große Seher und Arzt Nostradamus riet seinen Patienten, sich gegenseitig Zärtlichkeit zu schenken, denn: »Die Haut muß spüren, daß sie lebt!«. Wir wissen auch aus Tierversuchen, daß Kaninchen, welche liebevoll behandelt, umsorgt und gestreichelt werden, Krankheiten gegenüber viel widerstandsfähiger sind als die anderen, die wie Maschinen eingespannt und abgefertigt werden. Auch das Umgekehrte ist uns bekannt: Liebesverlust, zum Beispiel durch den Tod des Partners, kann zu schweren Erkrankungen führen. Viele Fälle von Krebs sind auf ein solches traumatisches Erlebnis zurückzuführen. Beim Geistheilen etwa wird versucht, Liebe zu verströmen. Danach ist eine Heilung auch ohne Berührung möglich (siehe dazu Seite 128).

Gehört die Liebe im allgemeinen zur wichtigsten Heilform, so kommt auch dem *Sex* eine wichtige Rolle als Vorbeugungsmittel zu. Solange man den körperlichen Akt der Liebe als erhöhend, befreiend und belebend empfinden kann, stärkt er die Kräfte und erhält die Gesundheit. Um ein besseres Verständnis davon zu erhalten, sollte man die Planeten und ihre Bedeutung kennengelernt haben.

Und schließlich sei hier auf das dritte »L« hingewiesen. Neben der Liebe und der Lust kommt dem *Lachen* eine überaus wichtige Funktion als Heilmittel zu. Bekannt ist der Fall des amerikanischen Journalisten Norman Cousins, der an einer schweren Drüsenstörung erkrankte, so daß ihn die Ärzte bereits aufgaben. Er aber wollte leben, zog vom Krankenhaus in ein Hotelzimmer, besorgte sich einen Filmprojektor und lachte sich an Dick und Doof gesund. Wer es nicht glaubt, lese seinen Bericht.

Schüßlersalze

Gegen Ende des vorigen Jahrhunderts entdeckte der deutsche Arzt Wilhelm Heinrich Schüßler, daß im menschlichen Körper zwölf mineralische Salze vorhanden sind, die er für seine korrekte Funktionsfähigkeit braucht. Sie finden sich in den Zellen, im Gewebe, im Blut, und sie können als eine Art Gegenstück zu den Vitaminen aufgefaßt werden. Bei bestimmten Erkrankungen, aber auch bei speziellen Veranlagungen kommt es zu einem Mangel an einem oder mehreren dieser Salze. Die Folge sind Symptome, die äußerlich sichtbar werden und durch Zuführung dieses Stoffs, bzw. dieser Stoffe wieder beseitigt werden können.

Nun ist es aber nicht so, daß der Erkrankte Salztabletten verschrieben bekommt. Zumindest an einem Schüßlersalz, dem Natrium muriaticum, herrscht niemals Mangel. Das gewöhnliche Kochsalz, denn darum handelt es sich, kommt in der Nahrung immer reichlich, oftmals zu reichlich vor. Wie kann es dann zu Mangelerscheinungen kommen? Schüßler hat festgestellt, daß diese Salze in den Zellen eingelagert werden. Doch dazu müssen die Zellmembranen bereit sein, die Stoffe aufzunehmen und durchzulassen. Bei Gewebsänderungen kann es aber vorkommen, daß die Zellmembranen, laienhaft ausgedrückt, »verstopft« werden und das Mineral, trotz reichlichem Vorhandensein im Blut, nicht hereinlassen.

Und das bedeutet, daß man die Zellen veranlassen muß, das entsprechende Salz wieder normal aufzunehmen. Menschen mit einem Salzmangel merken das oft und essen unbewußt salzreiche Nahrung. So bewirkt ein Mangel an besagtem Natrium muriaticum, daß die Betroffenen ihre Nahrung übersalzen. Die Zellwände werden dadurch immer undurchlässiger, das viele aufgenommene Kochsalz verläßt den Körper, ohne seine wichtige Funktion erfüllen zu können.

Will man bis in die Tiefen der Zellen vordringen und diesen sozusagen einen »Schubs« geben, damit sie wieder richtig funktionieren, dann bietet sich dazu natürlicherweise eine Reiztherapie an. Und die naheliegendste Reiztherapie ist in diesem Fall die Homöopathie. Also wird bei einem Salzmangel eben dieses Salz in homöopathischer

Aufbereitung verschrieben, um den Körper zu veranlassen, das Salz aus der Nahrung wieder normal aufzunehmen.

Vielleicht sollte man an dieser Stelle etwas zur Homöopathie sagen, deren Wesen oft verkannt wird. Gegner der Homöopathie bringen manchmal das Beispiel von der Spucke im Bodensee, der einmal kräftig umgerührt wird und danach, tropfenweise eingenommen, ungeahnte Heilerfolge erzielen soll. Tatsächlich ist die Verdünnung so groß, daß nach den Gesetzen der Physik ab einer bestimmten Verdünnung, »Potenz« genannt, gar keine Atome der wirksamen Substanz mehr vorhanden sein können. Doch vergißt man bei dieser Betrachtungsweise, daß das Wesen der homöopathischen Zubereitung nicht in der Verdünnung liegt, sondern in der *Verschüttelung* oder *Verreibung*. Bei jedem Verdünnungsschritt wird das Glasfläschchen mit der Alkohollösung der Substanz 100mal gegen eine Filzunterlage gestoßen. Was dabei geschieht, wissen wir nicht. Aber es leuchtet ein, daß eine solche Schockbehandlung irgendwelche Wirkungen zeigen muß. Die vielen Stöße erzeugen offenbar Schockwellen, deren mathematische Theorie – trotz Düsenflugzeugen und Raketen – noch immer in den Kinderschuhen steckt. Es geschieht dabei etwas, was man ebenso laienhaft wie bildlich mit dem »Herausschütteln der Information« bezeichnen könnte. Die in der Substanz steckende biologisch relevante Information wird auf diese Weise immer »reiner« und dadurch wirksamer. – Auch bei der Herstellung von Tabletten oder Kügelchen werden schockartige Stöße angewandt, so daß hier die gleiche Erklärung gilt.

Bei der Zahl zwölf der Schüßlersalze wurden die Astrologen natürlich hellhörig, und es fehlte nicht an Versuchen, die zwölf Salze den zwölf Tierkreiszeichen zuzuordnen, zumal ja auch Schüßler in seinen Beschreibungen von einer Typologie ausgeht. Diese Zuordnungen sind nicht eindeutig, doch scheint mir nach eigenen Erfahrungen die in den angelsächsischen Ländern übliche Zuweisung die richtige zu sein. Die dahintersteckende Hypothese ist sehr einfach: Steht die Sonne bei der Geburt in einem bestimmten Zeichen, dann wird das diesem Zeichen entsprechende Schüßlersalz in erhöhtem Umfang verbraucht – von der Sonne »verbrannt«. Darum brauchen diese Menschen ihr Salz als homöopathisches Heilmittel, um das Defizit ausgleichen zu können.

Die Sache ist also ganz einfach: Man nimmt das Schüßlersalz, das einen aufgrund des Sonnenzeichens zugeordnet ist, in einer tiefen und daher für die Behandlung ungefährlichen Potenz, etwa D6 bis D12, dreimal täglich über mehrere Monate. Tabletten legt man auf die reine Zunge, besser noch unter die Zunge, und läßt sie langsam zergehen. Auf diese Weise werden zwar keine Krankheiten beseitigt, aber die Allgemeinkonstitution bessert sich, und das ist ja die wichtigste Voraussetzung für die Aufrechterhaltung oder Wiederherstellung der Gesundheit. Bei akuten Erkrankungen bewährt sich oft das Mittel, das dem Aszendentenzeichen entspricht.

Die Schüßlersalze bauen sich aus einem Metall, Kalium, Calzium, Magnesium, Natrium, Eisen oder Silizium, und einem nichtmetallischen Partner wie Sauerstoff, Fluor, Chlor, Phosphor oder Schwefel auf. Kennt man die biologischen Eigenschaften der Verbindungspartner, kann man auch in etwa sagen, was ihre Verbindung an Eigenschaften und Wirkungsweisen ergibt.

▷ *Kalium (K)* hat mit der Erregbarkeit der Nerven zu tun und mit der Aufrechterhaltung des osmotischen chemischen Drucks zwischen den Zellen und ihrer Umgebung. Bei jedem Nervenimpuls dringen plötzlich Natrium-Ionen in die Nervenzelle und Kalium-Ionen verlassen sie. Nach Abklingen des Impulses muß das Gleichgewicht durch eine »Ionenpumpe« wiederhergestellt werden.

▷ *Natrium (Na)* hat ebenfalls mit der Nervenleitung zu

tun, vor allem aber mit der Einlagerung von Flüssigkeit im Gewebe. Auch werden durch Na verschiedene Enzyme, die vor allem für den Stoffwechsel gebraucht werden, aktiviert.

▷ *Calcium (Ca)* kommt als häufigstes Mineral in den harten Geweben vor, vor allem in den Knochen und Zähnen. Für die Muskelkontraktion, besonders für das Herz als wichtigstem Muskel und auch für die Blutgerinnung, ist es wichtig.

▷ *Magnesium (Mg)* ist ebenso wie Calcium bei der Muskelkontraktion beteiligt. Es hat auch mit dem Stoffwechsel über die Beeinflussung der Enzyme zu tun und reguliert die Körpertemperatur.

▷ *Eisen (Fe)* ist der wichtige Träger des Sauerstoffs im Blut, über den Blutfarbstoff Hämoglobin.

▷ *Silizium (Si)* kommt, ähnlich dem Ca, in den harten Geweben vor: Bindegewebe, Oberhaut, Haare, Nägel. Es festigt Gewebe und bringt tiefverborgene Fremdstoffe an die Oberfläche. Si ist ein Halbmetall, das besonders im Computerbau Verwendung findet.

Nichtmetallische Partner:

▷ *Sauerstoff (O)* ist bei allen Verbindungen beteiligt. Er ermöglicht die Verbrennung der Nahrung, also ihre Umsetzung in Energie.

▷ *Fluor (F)* hat besondere Bedeutung für die Stabilisierung der Zähne, es verhindert Karies.

▷ *Chlor (Cl)* reguliert, ähnlich wie, bzw. zusammen mit Na den Flüssigkeitsstrom zwischen den Zellen. Er hält die Form der Zellen aufrecht und bildet im Magen die Magensäure, eine Form der Salzsäure.

▷ *Phosphor (P)* kommt in den harten Geweben, etwa Knochen und Zähnen vor und bildet energiereiche Verbindungen, die für die Tätigkeit der Nerven und der Muskeln benötigt werden.

▷ *Schwefel (S)* ist wie Si in den Haaren und Nägeln

vorhanden, wo er zur Bildung von Keratin beiträgt. Er hat eine reinigende Wirkung.

Die Eigenschaften der Salze ergeben sich recht anschaulich durch Kombination der Metalleigenschaften, hier wurden sie bereits den Tierkreiszeichen zugeordnet.

Widder: Kalium phosphoricum

Stichworte: Nerven + Energie

Das phosphorsaure Kalium ist verantwortlich für den Aufbau der grauen Gehirnsubstanz. Das paßt gut zum ständig unter Spannung stehenden Widder, dem bekanntlich der Kopf mit seinem wichtigsten Organ, dem Gehirn, untersteht. Als energiereiche Substanz finden wir dieses Salz auch in den Nerven, den Muskelzellen, im Blut und in den Flüssigkeiten der Gewebe. Es wirkt antiseptisch und gewebsregenerierend, ist also besonders dort angezeigt, wo Gewebe zerfällt – bei Blutvergiftungen, aber auch bei Krebs, wo es als unterstützendes Mittel, zusammen mit den anderen Kaliumsalzen und dem Eisenphosphat, Wunder wirken soll. Bei allen Erschöpfungszuständen des Körpers und des Geistes wird es mit Erfolg angewandt.

Stier: Natrium sulfuricum

Stichworte: Wasser + Reinigung

Das schwefelsaure Natrium eliminiert Wasserüberschuß aus den Geweben. Gerade beim Zeichen Stier mit seiner Festigkeit und Beharrungstendenz besteht die Gefahr, daß im Körper zuviel zurückgehalten wird. Diese Flüssigkeit mit ihren Schlacken wird vom Schwefel-Natrium beseitigt. Ausscheidungs- und Verdauungsorgane werden dadurch angeregt: Nieren und Blase, Dickdarm und Verdauungsdrüsen wie Leber und Bauchspeicheldrüse. Es bewährt sich bei Verdauungs- und Ernährungsstörungen wie Durchfall, Verstopfung und bei Entzündungen im Stierbereich Hals-Rachen-Mandeln.

Zwillinge: Kalium muriaticum oder chloratum
Stichworte: Nerven + Form
Chlorkalium oder Kaliumchlorid erzeugt den Blutfaserstoff Fibrin, aber auch andere Faserstoffe, wie sie etwa bei Bronchitis als zäher, fadenförmiger Schleim entstehen. Bronchitis tritt in der Lunge auf, und diese gehört zum Zeichen Zwillinge. Das Salz wirkt aufsaugend und kommt bevorzugt im Brust-, Rippen- und Bauchfell vor. Angewandt wird es bei fiebrigen Erkrankungen, zusammen mit Ferrum phosphoricum, wenn der akute Zustand abklingt und die Krankheit sich festzusetzen droht. Bewährt hat es sich bei allen Entzündungen im Bereich der Atemorgane: Nase, Rachen, Lunge.

Krebs: Calcium fluoratum
Stichworte: Festes + Verhärtung
Fluorkalzium oder Flußspat finden wir an der Oberfläche fester Gewebe, also im Zahnschmelz, an der Oberfläche der Knochen, in der Oberhaut, in den Fingernägeln, an der Augenlinse und im elastischen Bindegewebe der Muskeln, aber auch in der Spinnenhaut des Gehirns. Dort erfüllt es die typische Krebsfunktion des Umhüllens und der äußeren Stütze. Mangel an diesem Salz führt zur Erschlaffung der elastischen Gewebe. Darum wird es angewandt, um die Elastizität wieder herzustellen: Zahnerkrankungen, Hornhautbildung, Krampfadern und Hämorrhoiden, Organsenkungen und Adernverkalkung.

Löwe: Magnesium phosphoricum
Stichworte: Muskeln + Energie
Phosphorsaures Magnesium findet sich vor allem in den Muskeln, aber auch in Nerven und Blut, in Hirn und Rückenmark. Sein Fehlen führt zu krampfartigen Schmerzen, die durch starken, stetigen Druck und durch Wärme gemildert werden. Wärme ist typisch für das Son-

nenzeichen Löwe. Als Muskelmittel betrifft es vor allem
den wichtigsten menschlichen Muskel, das Löweorgan
Herz. Anwendung findet es bei allen Formen von Krämpfen der Organe. Herz, Magen, Blase und Waden, bei
Koliken in Magen, Galle und Niere, bei schießenden,
wechselnden, wandernden, plötzlichen Schmerzen.

Jungfrau: Kalium sulfuricum

Stichworte: Nerven + Reinigung

Das schwefelsaure Kalium ist an der Produktion von Öl
und Talg beteiligt, das sind die Stoffe, die eine Schutz-
schicht um Haut und Haare bilden und dabei einen Säure-
mantel aufbauen, der das Eindringen von Bakterien
behindert. Seine reinigende Wirkung entspricht der Sauberkeit als einer typischen Jungfraueigenschaft. Diese entfaltet das Mittel bei Erkrankungen, die irgendwie stecken-
bleiben, die unter der Haut schlummern und es nicht
schaffen, an die Oberfläche zu kommen; das gleiche gilt
auch für alle krankhaften Hauterscheinungen, da das Mittel Entgiftungs- und Ausscheidungsprozesse langsamer
Natur fördert.

Waage: Natrium phosphoricum

Stichworte: Wasser + Energie

Phosphorsaures Natrium ist für die Säurekompensation
verantwortlich und erfüllt damit eine typische Waagetätig-
keit. In einem sauren Milieu gedeihen Krankheiten viel
eher als in einem basischen. Es kommt in fast allen Zellen
vor und ist beteiligt am Kohlensäureaustausch des Blutes
in den Lungen, bei der Lösung der Harnsäure im Blut, bei
zu großer Milchsäurebildung durch falsche Ernährung. So
wird es auch erfolgreich überall dort angewendet, wo ein
Überschuß an Säure zu Erkrankungen führt; bei Ischias,
Rheuma, zuviel Salzsäure im Magen, aber auch bei Nierenentzündungen.

Skorpion: Calcium sulfuricum

Stichworte: Festes + Reinigung

Der schwefelsaure Kalk kommt im Bindegewebe vor, für dessen Reinigung er sorgt. Außerdem findet man ihn in Leber und Galle, wo verbrauchte Blutkörperchen ausgeschieden werden – eine typische Skorpiontätigkeit. Und er ist bei der Bildung der Eihaut in den weiblichen Keimzellen beteiligt. Angewandt wird das Mittel bei allen eitrigen Erkrankungen und bei verhärteten Drüsen. Besonders Eiterherde im Hals-Nasen-Ohren-Bereich werden damit gut behandelt. Sie gehören zum Oppositionszeichen Stier. Solche Eiterherde können eine ganze Reihe chronischer Krankheiten verursachen, z. B. auch Rheuma.

Schütze: Silicea

Stichworte: Spitzes, Kristallines

Kieselsäure wirkt im menschlichen Körper ähnlich wie das Krebsmittel Calcium Fluoricum. Sie gibt Nägeln und Haaren ihren Glanz, den Geweben Festigkeit und Widerstandskraft. Sie erhöht die Widerstandsfähigkeit des menschlichen Körpers, schärft sozusagen seine Pfeile: Das Zeichen Schütze wird durch einen Pfeil und seine Festigkeit charakterisiert. Fehlt Kieselsäure, dann zeigen die Menschen Zeichen der Erschöpfung, Unterernährung und frühzeitigen Alterung, was sogar bei Kindern festzustellen ist. Angewandt wird Kieselsäure auch bei tiefvernarbten alten Wunden, die aufbrechen und dann erst richtig heilen. Knochensplitter, die bei Zahnextraktionen zurückgeblieben sind, werden durch Silicea schmerzlos an die Oberfläche gebracht. Das entspricht dem zielgerichteten Nach-außen-Streben, das für den Schützen typisch ist. Alle Erkrankungen typischer Siliceagewebe, wie Knochen, Haare und Zähne, werden durch das Mittel positiv beeinflußt, besonders dann, wenn es sich um chronische Krankheiten handelt.

Steinbock: Calcium phosphoricum
Stichworte: Festes + Energie

Phosphorsaurer Kalk ist Bestandteil aller harten Gewebe wie Knochen und Zähne, bei deren Aufbau und Neuschaffung er wesentlichen Anteil hat. Darum ist er das Heilmittel bei Rachitis, einer typischen Steinbockkrankheit, die als Folge von Armut, Verzicht, Luft- und Sonnenmangel entsteht; bei Knochenbrüchen sowie bei Krankheiten, die sich bei Kälte und Feuchtigkeit verschlimmern. Es eignet sich gut für alle chronischen Erkrankungen, die ebenfalls typisch für den Steinbock sind, aber auch für Erkrankungen des Bluts, denn die roten Blutkörperchen werden im Inneren der Knochen gebildet. Zusammen mit dem Löwemittel Magnesium phosphoricum beschleunigt Calcium phosphoricum die Rekonvaleszenz, also die Genesung nach Krankheiten.

Wassermann: Natrium muriaticum oder chloratum
Stichworte: Wasser + Ausgleich

Das gewöhnliche Kochsalz reguliert den Wasserhaushalt der Zellen. Bekanntlich sollen Schwangere salzarme Kost zu sich nehmen, da während der Schwangerschaft ohnedies eine erhöhte Tendenz zur Anlagerung von Wasser besteht, die durch zuviel Kochsalz noch verstärkt würde. Darüber hinaus reguliert Kochsalz auch das Säure-Basen-Gleichgewicht, was auf die Zusammenarbeit mit dem Luftzeichen Waage hindeutet. Es regt die Neubildung der Zellen und insbesondere der roten Blutkörperchen an. Bei Mangelerscheinungen kommt es zu einem Kältegefühl entlang des Rückgrats, zu Benommenheit und Müdigkeit. Das Gehirn ertrinkt sozusagen im Zellwasser.

Angewandt wird das Mittel bei Blutarmut, Wassersucht, bei wäßrigem Nasenkatarrh und Bläschenausschlag. Außerdem hat es eine tiefe Wirkung auf die Psyche des Menschen.

Fische: Ferrum phosphoricum

Stichworte: Blut + Energie

Phosphorsaures Eisen ist für den Sauerstofftransport der roten Blutkörperchen verantwortlich; das Blut als Transportmittel untersteht dem Zeichen Fische. Eine seltsame Analogie ergibt sich im Bereich der menschlichen Technik: Die meisten Transportmittel haben Eisen als Grundlage, z. B. die Schienen der Bahn, aber auch die Transportfahrzeuge selbst. Eisenmangel äußert sich als die bekannte Blutarmut: bleiches Aussehen, Ringe unter den Augen, Müdigkeit, Muskelschwäche, Verdauungsstörungen wie Verstopfung oder Durchfall. Eisenphosphat kommt auch in den Muskelzellen und in den Darmzotten vor, die zum Oppositionszeichen Jungfrau gehören. Es ist ein ungeheuer wichtiges Mittel, das bei allen beginnenden fiebrigen Erkrankungen als erstes angewandt werden sollte und manchmal Wunder wirkt. Denn unser Blut ist verantwortlich für den Hintransport von Nähr- und Abwehrstoffen sowie für den Abtransport von Schlacken und Giften. Blut ist unser Lebenssaft, Eisen sein Zentrum. So ist Eisenphosphat bei fast allen akuten Krankheiten das erste Mittel, das die Abwehrkräfte des Körpers über das Blut stärkt. Im Sinne des Analogiedenkens wird es auch bei allen Krankheiten angewandt, die mit der Blutfarbe »rot« zu tun haben, beispielsweise bei Blutungen, oder wenn die Haut infolge von Verbrennungen oder Fieber gerötet ist. Es ergänzt sich gut mit dem Widdermittel Kalium phosphoricum, obwohl die beiden Zeichen, die zwar im Tierkreis Nachbarn sind, nichts miteinander zu tun haben.

Die folgende Tabelle faßt Erkenntnisse der letzten Kapitel zusammen.

Tierkreiszeichen	System Funktion	Gefahren	Therapien	Mittel
Widder	aktivierende Nerven und Drüsen	Unfälle, Sonnenstich	Kampfsport	Kalium phosphoricum
Stier	Stoffwechsel	Übergewicht	Fasten	Natrium sulfuricum
Zwillinge	Kontaktflächen, Verbindungsorgane	Rauchen	Atem- und Gesprächstherapie	Kalium muriaticum oder chloratum
Krebs	Membranen, Stützgewebe	Beschäftigung mit der Vergangenheit	positives Denken	Calcium fluoratum
Löwe	Kraftzentren	seelische Belastungen, Gewohnheiten	Spaziergänge, Drama	Magnesium phosphoricum
Jungfrau	Stoffentzug im Kleinen	Hypochondrie	Naturkost	Kalium sulfuricum
Waage	Regulierungen, besonders Säure-Base	Übersäuerung, Disharmonie	Musik, Farben	Natrium phosphoricum
Skorpion	Elimination und Reproduktion	Gifte, Exzesse	Operationen, Hypnose	Calcium sulfuricum
Schütze	Bewegungsapparat der Beine	Unfälle, besonders an den Beinen	Reiten, Fechten	Silicea
Steinbock	Stütze von innen: Skelett	chronische Vergiftung	Wärme, Natur, Wasser	Calcium phosphoricum
Wassermann	periphere Adern, autonome Nerven	Krämpfe, schlechte Blutzirkulation	Geistheilen	Natrium muriaticum oder chloratum
Fische	Transportsysteme: Blut, Lymphe	Süchte, Passivität	Lymphdrainage, Blutreinigung	Ferrum phosphoricum

Was ist ein Horoskop?

Ein bißchen Technik braucht man für die Deutung des Horoskops. Und da so oft vom Horoskop eines Menschen die Rede ist, sollten wir auch ungefähr wissen, was es damit auf sich hat. Wer noch kein eigenes Horoskop besitzt, sollte sich nun eines beschaffen, es wird für die folgenden Abschnitte des Buchs gebraucht. Die technischen Fachausdrücke hierin werden meist im weiteren Verlauf der Ausführungen erklärt.

Ein Horoskop ist, kurz gesagt, ein *Abbild des Sternenhimmels zur Zeit der Geburt.* Weil es zuviel wäre, den ganzen Himmel abzubilden, beschränkt man sich dabei auf die wirksamsten Faktoren, und das sind in erster Linie die *Planeten.* Dabei zählen in der Astrologie auch Sonne und Mond dazu, denn auch sie sind, von der Erde aus gesehen, »Wandelsterne«. Der Sternenhimmel wird auch nicht so abgebildet, wie er wirklich ist – als Kugel –, sondern als Kreis dargestellt. Das ist deshalb möglich, weil die Wandelsterne nur ein schmales Band des Himmels einnehmen, die sogenannte Ekliptik, was wörtlich übersetzt »Ebene der Verfinsterungen« bedeutet. Das ist die scheinbare Bahn der Sonne um die Erde. Alle Planeten liegen ungefähr in dieser Ebene, und das ist der große Kreis (siehe das Computerhoroskop auf Seite 99 und die danach erstellte verdeutlichende Zeichnung auf Seite 98).

Die lange waagerechte Linie entspricht dem *Horizont.* Links ist der Osten, dort geht die Sonne auf, rechts der Westen, wo sie untergeht. Der Ostpunkt des Horizonts heißt auch *Aszendent* = »aufgehender Punkt«, der Westpunkt *Deszendent* = »absteigender Punkt«. Welches Tierkreiszeichen gerade aufgeht und welches absteigt, steht direkt an der Horizontlinie. Dort sind auch die Grade des auf- und des absteigenden Zeichens angegeben. Alle Planeten über der Horizontlinie lagen auch zur Zeit Ihrer

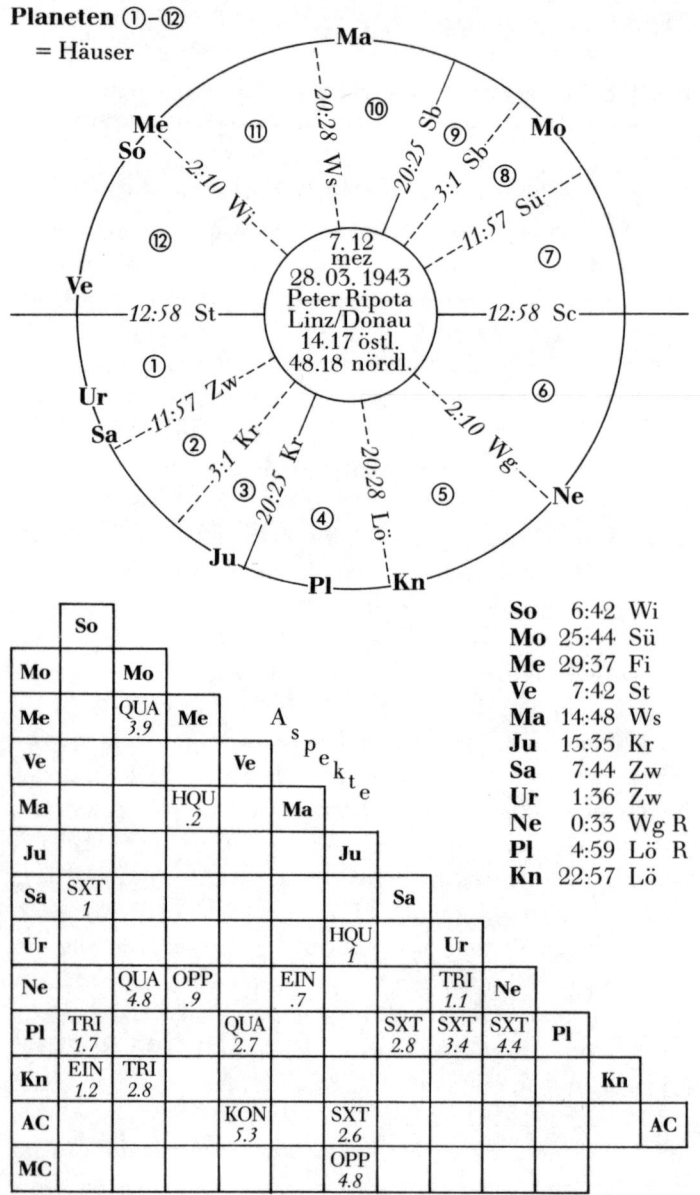

Planeten ①-⑫
  = Häuser

Chart center:
7.12 mez
28. 03. 1943
Peter Ripota
Linz/Donau
14.17 östl.
48.18 nördl.

Planet positions (right side):

So	6:42	Wi
Mo	25:44	Sü
Me	29:37	Fi
Ve	7:42	St
Ma	14:48	Ws
Ju	15:35	Kr
Sa	7:44	Zw
Ur	1:36	Zw
Ne	0:33	Wg R
Pl	4:59	Lö R
Kn	22:57	Lö

Aspekte

	So	Mo	Me	Ve	Ma	Ju	Sa	Ur	Ne	Pl	Kn	AC
So	So											
Mo		Mo										
Me		QUA 3.9	Me									
Ve				Ve								
Ma			HQU .2		Ma							
Ju						Ju						
Sa	SXT 1						Sa					
Ur					HQU 1			Ur				
Ne		QUA 4.8	OPP .9		EIN .7			TRI 1.1	Ne			
Pl	TRI 1.7			QUA 2.7			SXT 2.8	SXT 3.4	SXT 4.4	Pl		
Kn	EIN 1.2	TRI 2.8									Kn	
AC				KON 5.3	SXT 2.6							AC
MC					OPP 4.8							

98

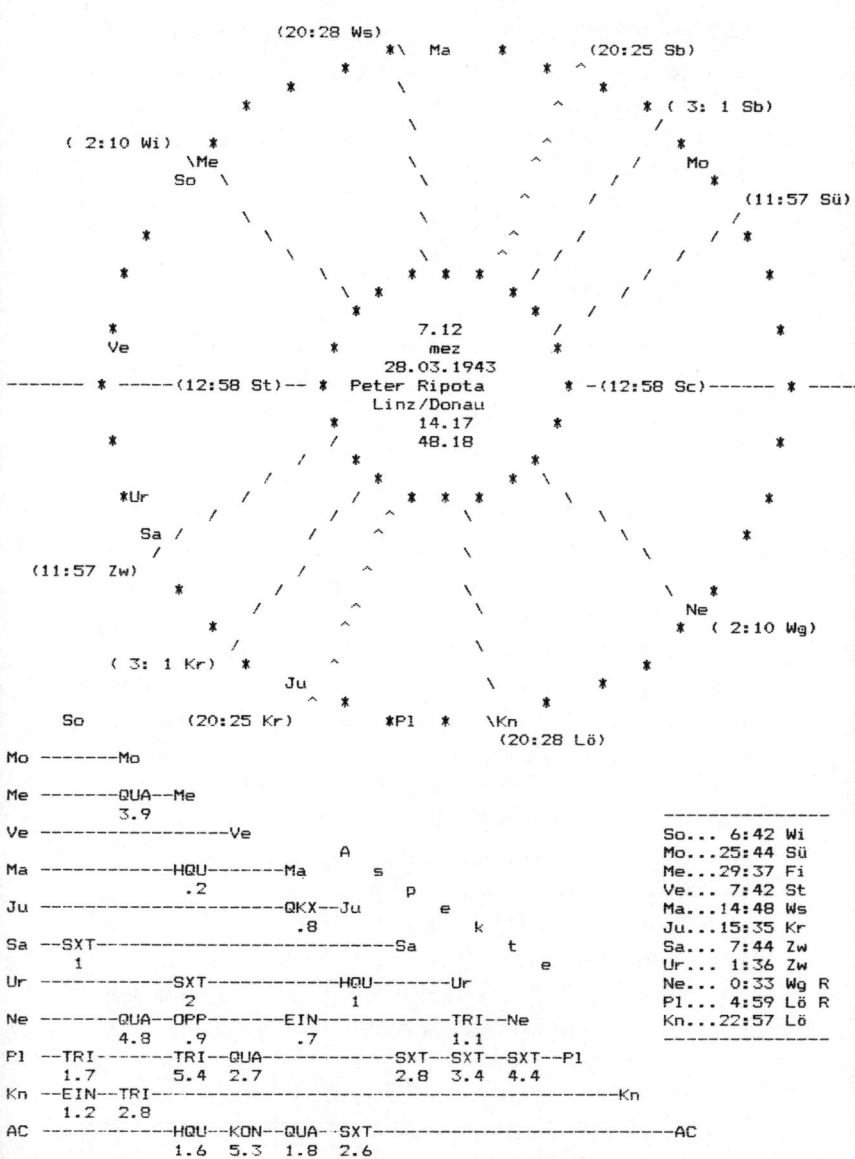

```
Mo ------Mo
Me ------QUA--Me
          3.9
Ve -------------------Ve
                                A
Ma ------------HQU-------Ma     s
              .2                p
Ju ---------------------------QKX--Ju        e
                              .8             k
Sa --SXT----------------------------------Sa     t
    1                                            e
Ur ------------SXT------------HQU-------Ur
              2              1
Ne ------QUA--OPP------EIN-----------TRI--Ne
        4.8  .9       .7           1.1
Pl --TRI------TRI--QUA------------SXT--SXT--SXT--Pl
    1.7      5.4 2.7            2.8 3.4 4.4
Kn --EIN--TRI--------------------------------------Kn
    1.2  2.8
AC ------------HQU---KON--QUA--SXT------------------AC
              1.6  5.3  1.8  2.6
MC ----------------------------OPP------------------
                              4.8
```

```
----------------
So... 6:42 Wi
Mo...25:44 Sü
Me...29:37 Fi
Ve... 7:42 St
Ma...14:48 Ws
Ju...15:35 Kr
Sa... 7:44 Zw
Ur... 1:36 Zw
Ne... 0:33 Wg R
Pl... 4:59 Lö R
Kn...22:57 Lö
----------------
```

99

Geburt über dem Horizont, waren also sichtbar. Alle Planeten unter der Horizontlinie lagen unter dem Horizont, waren also unsichtbar.

Neben der Horizontachse, die immer waagrecht eingezeichnet ist, gibt es noch eine zweite wichtige Achse, und zwar die Linie vom höchsten Punkt der Ekliptik – *MC* = »Medium Coeli« oder Himmelsmitte – zum gegenüberliegenden tiefsten Punkt – *IC* = »Immum Coeli« oder Himmelstiefe. Diese Achse ist in unserem Computerausdruck gekennzeichnet durch senkrechte kleine Linien. Das MC ist in der Horoskopzeichnung meistens der höchste Punkt. Zwischen AC, der Abkürzung für Aszendent, und IC, zwischen IC und DC der Abkürzung für Deszendent, zwischen DC und MC und zwischen MC und AC finden Sie noch jeweils drei weitere *Felder* oder *Häuser.* Sie repräsentieren eine Art lokale Aura des Geburtsorts. Die zwölf Häuser beginnen in ihrer Zählung mit Haus 1 beim AC. Der IC ist dann Haus 4, DC Haus 7 und MC Haus 10. Die Bedeutung der Häuser ist umstritten, es gibt derzeit schätzungsweise 30 verschiedene Häusersysteme, und eine Deutung ist auch nur dann sinnvoll, wenn die Geburtszeit exakt und zweifelsfrei bekannt ist. In diesem Buch verzichte ich auf die Deutung von Häusern.

Rechts unten befindet sich die *Tabelle der Planeten.* Sie gibt an, in welchen Graden und Minuten und in welchen Zeichen die Planeten zur Zeit der Geburt standen. Ein »R« bedeutet, daß der Planet zur Zeit der Geburt rückläufig war (siehe Seite 98 f). Als letztes wird der Mondknoten aufgeführt, mit der Abkürzung Kn. Er ist ein reiner Punkt, nämlich der Schnittpunkt der Mondbahn mit der Erdbahn (siehe dazu auch Seite 176).

Links unten in der dreieckigen Tabelle stehen alle *Aspekte,* das sind die Winkelbeziehungen zwischen den Planeten, dem Mondknoten, dem Aszendent und dem MC. Unter dem Aspekt steht die Abweichung von der

Idealzahl, der sogenannte *Orbis*. Je kleiner diese Zahl, desto genauer und damit wirkungsvoller der Aspekt. Eine Zahl kleiner als eins weist auf eine starke Wirkung hin.

– – – –Horizont-Achse (AC links, DC rechts)
| MC-IC-Achse (MC oben, IC unten)

Bedeutung der Abkürzungen:

So	Sonne	Ne	Neptun	Lö	Löwe
Mo	Mond	Pl	Pluto	Jg	Jungfrau
Me	Merkur	Kn	Mondknoten	Wa	Waage
Ve	Venus	R	rückläufig	Sc	Skorpion
Ma	Mars	Wi	Widder	Sü	Schütze
Ju	Jupiter	St	Stier	Sb	Steinbock
Sa	Saturn	Zw	Zwillinge	Ws	Wassermann
Ur	Uranus	Kr	Krebs	Fi	Fische

KON	Konjunktion (0 Grad)	durch Wellenlinien mark.
QUA	Quadrat (90 Grad)	rot (Spannungsaspekt)
OPP	Opposition (180 Grad)	rot (Spannungsaspekt)
QKX	Quinkunx (150 Grad)	blau (Sehnsuchtsaspekt)
SXT	Sextil (60 Grad)	grün (harmon. Aspekt)
TRI	Trigon (120 Grad)	grün (harmon. Aspekt)
HQU	Halbquadrat (45 Grad)	gelb (milde Spannung)
EIN	Eineinhalbquadrat (135 Grad)	gelb (milde Spannung)

Die Zahl unter dem Aspekt gibt die Abweichung vom Ideal-Aspekt, den Orbis, an. Je kleiner diese Zahl, desto genauer und damit stärker wirkt der Aspekt. Beispielsweise steht in meinem Horoskop in der Aspekttabelle im Schnittpunkt von »Me« und »Ur« ein Sextil und darunter die Zahl »2«. Das bedeutet, daß der Aspekt zwischen Merkur und Uranus zwei Grad vom Idealaspekt 60 Grad abweicht, d. h. der Winkelabstand zwischen Merkur und Uranus beträgt entweder 62 Grad oder 58 Grad.

Ein »Illustrationsvorschlag«, eine grafische Veranschaulichung der Aspekte, die sich in der Praxis sehr bewährt hat, soll das Horoskop leichter verständlich machen. Man braucht dazu Filzstifte in den Farben schwarz, rot, gelb, grün und blau. Außerdem ein paar Kopien des Horoskops, denn am Anfang macht man bestimmt Fehler.

Man fährt zunächst die Horizontachse und die MC-IC-Achse mit dem schwarzen Filzstift nach, damit die Hauptachsen des Horoskops stets deutlich vor Augen liegen. Nun werden die Aspekte als Verbindungen zwischen den Planeten eingezeichnet, und zwar in folgenden Farben:

▷ QUA und OPP in rot = Spannungsaspekte;
▷ SXT und TRI in grün = harmonische Aspekte;
▷ HQU und EIN in gelb = schwache Spannungsaspekte;
▷ QKX in blau = Sehnsuchtsaspekt.

Die KON = Konjunktion tritt ein, wenn zwei Planeten an der gleichen Stelle stehen. Am besten zeichnet man zwischen diesen Planeten eine Wellenlinie in rot, die um so gewellter ist, je dichter die Planeten zusammenstehen.

Noch zwei Hinweise. Die Verbindungslinien sollten unterschiedlich stark gezeichnet werden, nämlich um so stärker, je kleiner der Orbis, je genauer also der Aspekt ist. So erhält man auf den ersten Blick ein anschauliches Bild der Aspektverteilung. Und am Anfang sollte man alle Aspekte zu AC und MC weglassen. Dadurch vereinfacht sich das Bild, und außerdem sind diese beiden Punkte ohnedies nie sicher. Eine um fünf Minuten falsche Geburtszeit kann AC und MC um mehr als einen Grad verschieben, was die Aussagekraft eines berechneten Aspekts einschränkt.

Nach diesem vermutlich verwirrenden Super-Kurzlehrgang durch die Horoskoptechnik werden nun die Bestandteile des Horoskops so ausführlich erklärt, wie es eine medizinische Diagnose erfordert.

Planeten

Eigentlich gibt es in der Astrologie nur eines, was wirklich naturwissenschaftlich nachweisbar existiert, und das sind die Planeten. Nicht nur, daß man sie am Himmel sehen und ihren Einfluß beobachten kann, ihre Wirkungen auf die Sonne und den Menschen wurden in wissenschaftlich einwandfreien Untersuchungsreihen nachgewiesen. Der amerikanische Rundfunkingenieur *John Nelson* konnte in 25jähriger Forschungs- und Beobachtungstätigkeit nachweisen, daß die Planeten einen Einfluß auf die Sonnenaktivität ausüben, der von ihrer wechselseitigen Winkelstellung abhängt und genau den Vorstellungen der klassischen Astrologie entspricht. Der französische Psychologe *Michel Gaucquelin* kam nach der Untersuchung von zehntausenden von Geburtsurkunden erfolgreicher Männer und Frauen aus europäischen Ländern zu der Überzeugung, daß Planeten, die zur Zeit der Geburt aufgehen, also am Aszendent stehen bzw. kulminieren, also am MC stehen, einen entscheidenden Einfluß auf Berufswahl und beruflichen Erfolg ausüben. Auch seine Erkenntnisse decken sich in etwa mit denen der klassischen Astrologie. Kurzum: Planeten sind das eigentliche Rüstzeug des Astrologen, da die Vielfalt ihrer Kombinationen vielfältige und differenzierte Deutungen ermöglicht. Erst mit den Planeten beginnt eine wahrhaft wissenschaftliche Astrologie. Tierkreiszeichen und Häuser sind Konstruktionen des Menschen, deren Aussagen immer ge-

wisse Zweifel offenlassen. Planeten existieren als Realität.
– Übrigens, mit einem »Planeten« wurde hier die ganze
Zeit schon gearbeitet, nämlich mit der Sonne. Jetzt werden
auch die anderen Wandelsterne in ihrer astrologischen
Bedeutung herangezogen.

Manche Menschen haben Gemeinsamkeiten mit
Namensvettern. So sind viele Peters unerschütterlich wie
ein Fels, manche Christines bekennen sich zum Christen-
tum, einige Konrads geben kühnen Rat. Ihre Eltern wußten das ja vorher nicht, ist es also Zufall? Jedenfalls ist die
Namensgebung der astrologischen Planeten ein großes
Rätsel. Das gilt nicht für die klassischen, am Himmel mit
freiem Auge sichtbaren Planeten, denn in alten Zeiten
waren Astronomie und Astrologie untrennbar miteinander
verwoben. Die in der Neuzeit entdeckten Planeten erhielten ihre Namen von der offiziellen astronomischen
Gemeinde, die mit Astrologie nun ganz und gar nichts im
Sinn hat. Und dennoch stimmen sowohl die psychischen
Eigenschaften der Götter als auch die astronomischen
Eigenschaften der Himmelskörper mit den von den Astrologen behaupteten Prinzipien überein! Und das, obwohl
manche dieser Eigenschaften erst viel später entdeckt wurden (siehe Seite 121 und 125, wo die Planeten Uranus und
Pluto besprochen werden). Irgendwie scheint es tatsächlich keinen Zufall zu geben. Das ganze Universum hängt
offenbar zusammen, und Namen sind alles andere als
Schall und Rauch. Es bleibt müßig zu spekulieren, ob die
Menschen andere Eigenschaften hätten, wären die Planeten anders benannt worden!

Ausführliche Erklärung der Planeten

Planeten sind, bildlich gesprochen, als greifbare Himmels-
objekte anzusehen, es kommt ihnen aber in der Astrologie

eine viel umfassendere Bedeutung zu. Denn dort existieren sie als »Urprinzipien«, deren Wirkung auf allen Ebenen der Realität sicht- oder fühlbar wird. Solchen Urprinzipien entsprechen in unserer Sprache abstrakte Begriffe wie etwa »Spannung«, »Entwicklung«, »Chaos«. Diese Begriffe geben aber ihre ureigene Bedeutung nicht immer vollständig wider. Auch bei den Planeten fällt es zunächst schwer, einmal das Urprinzip zu begreifen und zum anderen dieses Prinzip auf verschiedene Schichten der Wirklichkeit anzuwenden. Denn in jeder Schicht sieht die Realisation anders aus, und manche dieser Realisationen haben scheinbar keinen Bezug zueinander. Ein Beispiel dazu ist der Vergleich zwischen Astrologie und Homöopathie, bei dem sich die unterschiedlichen Manifestationen von Mond und Neptun und ihres gegenseitigen Aspekts erläutern lassen.

Am besten lernt man diese Zuordnungen an konkreten Beispielen.

Sonne ☉

Die Sonne ist das strahlende Geschöpf unter den Wandelsternen. Ohne sie wäre kein Leben auf der Erde möglich; ohne sie gäbe es überhaupt keine Planeten. Darum wurde ihr bei den Völkern um den Sonnengürtel eine besonders große Bedeutung beigemessen, so daß der oberste Gott oft der Sonnengott war, so bei den Babyloniern, bei den Ägyptern, bei den Inkas. Nur bei den alten Griechen nahm der Sonnengott Apollon eine eher bescheidene Stellung ein. Das paßt auch zum Charakter dieses demokratisch und kameradschaftlich eingestellten Volkes. Denn die Sonne ist ein unerbittlicher Herrscher, der ebenso gnadenlos zerstören kann, was durch seine Kraft heranwuchs. So entspricht der Sonnenkult auch dem despotischen Denken der Orientalen und der Altindianer, wo ja der oberste Herrscher eine Inkarnation des Sonnengottes darstellte.

Astronomisch gesehen ist die Sonne ein Stern, also ein Himmelskörper, bei dem eine thermonukleare gleichmäßige Reaktion Energie in Form von Wärme und Strahlung erzeugt. Vermutlich wird sie eines Tages zu einer Nova oder Supernova explodieren und dann zu einem Weißen Zwerg, einem Neutronenstern oder gar einem Schwarzen Loch degenerieren. Die Sonne gehört zu den Einzelsternen, die eher eine Seltenheit im Kosmos darstellen, wo Doppelsternsysteme überwiegen. Daher kommt auch, astrologisch gesehen, ihre unumschränkte Macht.

In der Astrologie werden der Sonne der Körper und das Bewußtsein, der Geist, zugeordnet. Daß diese beiden Teile des menschlichen Ichs vom höchsten und kräftigsten Himmelskörper beherrscht werden, leuchtet unserem vom christlichen Gedankengut geprägten Verstand nicht recht ein, denn der Körper wird oft als etwas Niedriges, Maschinenhaftes angesehen, dem der Geist als strahlend und erhaben gegenübersteht. Doch dem ist nicht so. Der Mystiker und Satiriker Gustav Meyrink hat dies zu Anfang des Jahrhunderts sehr gut in seinem Roman »Das grüne Gesicht« geschildert. »Es gibt keine Sünde bezüglich des Körpers«, heißt es dort. »Der Körper ist der Anfang, und wir sind auf die Erde herabgestiegen, um ihn in Geist zu verwandeln.« Der Körper weiß mehr, als unser von Logik beherrschtes Denken. Denn wir *sind* unser Körper.

Die Sonne beherrscht die Vitalität, die Lebensenergien, die Fähigkeit zur Regeneration, aber auch das Bewußtsein des Menschen, nicht umsonst heißt es im Volksmund: »Die Sonne bringt es an den Tag«, und das Selbstbewußtsein. Im Zeichen Löwe kommt letzteres am stärksten zur Wirkung, auch mit den negativen Eigenschaften.

Nach dem Analogieprinzip der Astrologie werden alle Organe und Systeme von der Sonne beherrscht, bei denen ein Energiezentrum im Mittelpunkt steht. Das ist der Körper mit seinem Energieorgan, dem Herzen; die Zelle mit ihrem Zentrum, dem Zellkern. Aber auch das Auge untersteht der Sonne, da es seine Energien aufnimmt und selbst manchmal strahlt – ein Phänomen, das unzweifelhaft existiert, aber noch seiner Erklärung harrt. Dem Herzen zugeordnet ist der Blutkreislauf, insbesondere die Arterien. Die Venen gehören zur Venus. Das Sonnengeflecht wird ebenfalls zur Sonne gezählt, was ja schon der Name andeutet. Auch die Milz gehört zur Sonne. Sie ist Blut- und Eisenspeicher und Vernichter überalterter roter Blutkörperchen. Da die Sonne das Bewußtsein repräsentiert, untersteht ihr die linke Gehirnhälfte und damit die rechte Körperseite, besonders das rechte Auge; das linke gehört dem Mond. Bei Frauen soll es aber umgekehrt sein. Vermutlich gilt dies eher für Linkshänder.

Steht die Sonne schlecht durch Spannungsaspekte zu kritischen Planeten, z.B. durch ein Quadrat zum Saturn, dann kann dies zu typischen Sonnenkrankheiten führen: Herz-Kreislauf-Erkrankungen, Augenkrankheiten, Schwächezustände oder Überhitzungen und Zellveränderungen.

In den meisten Sprachen ist die Sonne männlichen Geschlechts, was auch ihrem astrologischen Charakter entspricht. Sonnenfarben sind goldgelb und orange, ihr Metall ist das edle Gold und das Magnesium, und als wichtiger Energiestoff untersteht ihr auch der Phosphor, wörtlich übersetzt der »Lichtträger«. Sonnen-Edelsteine sind der Diamant und der Bergkristall und goldgelbe Steine wie Bernstein oder Goldtopas.

Typische Sonnenpflanzen sind diejenigen mit strahlendem Gelb wie Arnika, Johanniskraut, ferner die königliche Sonnenblume und die Margerite, aber auch Augentrost, das Maiglöckchen, der Sonnenhut, der Sonnentau, der Weißdorn. Voll Sonnenenergie ist auch der Apfel, welcher Selbstbewußtsein verleihen soll.

Sonnenmittel, beispielsweise Arzneien aus den erwähnten Pflanzen, wirken kräftigend und erwärmend. Sie regen die Zellatmung und das Herz an, treiben den Schweiß und heilen Wunden. Zuviel Sonne erzeugt Fieber und Unruhe, die sich als letzte Konsequenz in einem Herzinfarkt entladen kann. Sie ist ein kataboolischer, d. h. zerstörender und tonisierender, also spannungerzeugender Planet.

Mond ☽

Ganz im Gegensatz zur Sonne und fast allen anderen Planeten hat der Mond keinerlei Eigenleben. Er ist ein toter Himmelskörper ohne Atmosphäre, ohne Vulkanismus, ohne geologische Veränderungen. Als Gegenpol zur Vaterfigur Sonne repräsentiert der Mond das mütterliche Prinzip des Empfangens, Dienens, Kinderaufziehens, aber auch die geheimnisvolle Schönheit der Ischtar, die keusche Flüchtigkeit der Artemis, den nächtlichen Schrecken der orgiastischen Kybele oder der kindermordenden Kali. Die Sonne kann gefährlich sein; unheimlich ist sie nicht. Der Mond wird nie gefährlich, hat aber etwas Unheimliches an sich. Nicht umsonst spricht man von Mondsüchtigen, und die Irren heißen im Englischen »lunatics«, was offensichtlich mit dem Mond zu tun hat.

Vom irdischen Standpunkt aus fällt beim Mond seine Veränderlichkeit auf. Die Mondphasen sind seine auffallendste Eigenheit. Zu einem vollen Umlauf braucht er rund 28 Tage, was auch ungefähr dem weiblichen Zyklus entspricht, weshalb er vielleicht auch in den meisten Sprachen weiblich ist. Luna, die Mondgöttin mit den vielen Namen, Selene ist nur einer von ihnen. Außerdem übt der Mond einen starken Einfluß auf die Meere der Erde aus, indem er hauptverantwortlich die Gezeiten erzeugt. Alle Meerestiere werden von der nächtlichen Wanderung des

Mondes beeinflußt, wie in Versuchen an Krebsen nachgewiesen werden konnte. Das Zeichen Krebs hat auch in seinen astrologischen Eigenschaften die meiste Ähnlichkeit mit denen des Mondes.

In der Astrologie unterstehen dem Mond alle Organe, die mit der Produktion oder der Speicherung von Flüssigkeiten zu tun haben, also die weiblichen Milchdrüsen, die Lymphorgane wie die Mandeln, die inneren Geschlechtsorgane und die männliche Samenflüssigkeit, auch Tränen und Speichel, Magensäfte und Verdauungsenzyme sowie der Urin mit den entsprechenden Sammelorganen. Feuchtigkeit produzierende Gewebe sind auch die Schleimhäute. Zum Mond zählt man auch die Gehirnmasse und das linke Auge, ferner alle unbewußten, rasch veränderlichen Vorgänge, die Kindheit und ihre Prägungen, Stimmungen und Gefühle.

Typische Mondkrankheiten sind demnach bei harten Aspekten zu kritischen Planeten (siehe Seite 140) Störungen der Lymphproduktion oder des Lymphtransports, Verdauungsstörungen, Erkrankungen der weiblichen Geschlechtsorgane, Wassereinlagerung in den Geweben, aber auch Erb- und Kinderkrankheiten, Gemütsleiden und Allergien, die von unbewußten Reaktionen stark geprägt sind.

Typische Mondfarben sind eher blaß und wäßrig, z. B. weiß und blaßgrün. Mondmetalle sind Silber und Kalium, Schmuckstücke des Monds solche, die im Wasser gedeihen: Perlen und Korallen. Opal und Mondstein wirken stark im Sinne des Mondes.

Typische Mondpflanzen enthalten viel Wasser, meistens in einer Art Schale oder Röhre. Dazu gehören Gurke, Kürbis und Melone, der im Wasser wachsende Kalmus, die in sumpfigen Landstrichen heimische und oft unheimliche Weide, das Veilchen und das Weidenröschen, Moose und Algen. Mondmittel wirken aufweichend, schleimlösend und wasserausscheidend. Sie machen beweglich und erzeugen Durchfall oder Brechreiz. Der Mond wirkt anabolisch, also aufbauend und atonisch, d. h. spannungslösend.

Merkur ☿

Betrachtet man den Merkur über längere Zeit am Morgen- oder Abendhimmel – er ist nicht leicht auszumachen –, dann fällt sein unruhiger Lauf als erstes auf. Oft wird er rückläufig, ja es sieht so aus, als ob er hin- und herlaufe. Und so wurde der ihm zugeordnete Gott auch gedeutet: als Bote der Götter, als einer, der von einem zum andern läuft, um etwas zu übermitteln. Eine eigene Persönlichkeit kann er dabei nicht entwickeln, dazu ist er zu beschäftigt. In seinem ganzen Wirken kann man Merkur als »neutral« bezeichnen, da er sich selbst nicht in den Vordergrund drängt. Selbst sein Geschlecht ist nicht ganz eindeutig; manchmal wird er als Zwitter dargestellt. Neben der mythologischen Funktion des Austausches von Botschaften übernahm Merkur, bei den Griechen Hermes genannt, auch noch Hebammenfunktion. Der Sage nach bringt er als Abendstern die Schar der anderen Sterne auf die himmlische Weide, als Morgenstern sorgt er dafür, daß diese Herde wieder in ihren Himmelsstall kommt. Merkur als himmlischer Schäfer – in der Astrologie kommt diese Seite seines vielseitigen Wesens allerdings nicht durch.

Astronomisch gibt es wenig Bemerkenswertes über den sonnennächsten Planeten zu berichten. Er ähnelt weitgehend dem Mond, besitzt weder Atmosphäre noch irgendeine Form von Leben, dazu ist es auf ihm zu heiß bzw. zu kalt.

Astromedizinisch finden wir das Merkurprinzip überall dort, wo es um die Übertragung von Informationen geht, also hauptsächlich im Nervensystem und in unseren Hormonen. Als Götterbote muß Merkur natürlich auch lesen und sprechen können, daher unterstehen ihm die Organe der Informationsaufnahme und -wiedergabe, also die Sinnesorgane und die Sprachorgane, vom Gehirn über die Lungen bis zur Zunge. Und natürlich auch die Arme und Hände, die wir auch zu Kommunikationszwecken verwenden. Eine Ohrfeige, von der Hand erteilt, ist in diesem Sinne auch ein Kommunikationsmittel, dessen Tauglichkeit hier nicht diskutiert werden soll. Ersichtlich wird hier die Ähnlichkeit des Merkur mit dem Zeichen Zwillinge, auch was Neugier und Unruhe betrifft.

Typische Merkurkrankheiten betreffen Fehl- oder Überfunktionen des Nervensystems, also Nervenkrankheiten, nervöse Störungen, psychosomatische Krankheiten. Auch das Zeichen Jungfrau hat in seinen astrologischen Eigenschaften Ähnlichkeiten mit denen des Planeten Merkur. Störungen der Sinnesorgane und der Sprachmöglichkeiten, und alle Lungenkrankheiten können ebenfalls auftreten.

Die Farbe des Merkur ist das blasse Gelb der Telefonbücher und -zellen, seine Metalle Quecksilber, was auf seine Unruhe hinweist, Aluminium als leitendes Metall und Natrium, das für die Übermittlung von Nervenimpulsen wichtig ist. Merkurische Edelsteine haben weder eine besondere Farbe noch eine besondere Bedeutung; sie sind eher blaß und unscheinbar wie der Topas.

Merkurpflanzen zeichnen sich durch starke Botenstoffe aus, die über das typische Merkurmedium »Luft« übermittelt werden, und das sind Düfte. Darum zählen Gewürzkräuter und wohlriechende Pflanzen zum Merkur: Lavendel und Thymian, Dill und Majoran, Melisse und Vanille. Karotten und Kaffee stimulieren die Merkuraktivitäten, während Huflattich, Spitzwegerich und Lungenkraut – wie der Name ja schon sagt – auf das Merkurorgan

Lunge wohltätig wirken. Baldrian und Anis beruhigen die Nerven.

Seine Wirkung wurde schon als nervenberuhigend oder -stimulierend erklärt. Diese Doppelfunktion finden wir auch bei vielen Heilpflanzen. Sie bedeutet nichts anderes als die Wiederherstellung eines verlorengegangenen Gleichgewichts. Merkur löst Krämpfe, stillt Schmerzen, desinfiziert und regt die Verdauung an.

Venus ♀

Zu den schönsten, mit freiem Auge sichtbaren Himmelskörpern gehört zweifellos unser Abend- und Morgenstern. Benannt nach der Göttin der Schönheit und Liebe, bei den Griechen hieß sie Aphrodite, bei den Babyloniern entsprach ihr die Mondgöttin Ischtar, zählt dieser Planet sowohl am Sternenhimmel als auch in der Astrologie zu den erfreulichen Dingen. Eigentlich ist nichts Böses über die mythologische Gestalt zu berichten, höchstens daß Arbeit, Fleiß und Sparsamkeit nicht zu ihren Tugenden gehören. Als Göttin der Liebe regiert sie über die sanften und lieblichen Gefühle, nicht über die wilden Leidenschaften eines Eros oder Ares. Alles, was das Leben angenehm macht, steht unter ihrer Herrschaft. Ihre Geheimnisse enthüllt sie aber nicht jedermann, und wer zuviel wissen will, dem kann es geschehen wie Schillers Jüngling, der das verschleierte Bildnis zu Sais enthüllte und danach in Melancholie verfiel. Was er sah, was aber Schiller nicht verriet, das war die Statue der Ischtar, der geheimnisvollen babylonischen Mond-Venus-Göttin.

Lange Zeit wußte man nichts über die Beschaffenheit des nächsten Nachbarn der Erde, denn alles lag unter einer dichten Wolkendecke. Die ersten Venussonden entdeckten hinter dieser Wolkendecke eine wahrhaft höllische Welt. Unter einem Atmosphärendruck von beinahe 100 at, auf der Erde besteht 1 at, wird alles Lebendige sofort zerquetscht. Wer dennoch überlebt, wird vom ständigen Säureregen zerfressen oder von den gewaltigen Blitzen zerfetzt. Doch nach außen hin ist alles schön und lieblich.

Die harmonisierende Funktion der Venus kommt in allen Organen zum Ausdruck, die einen Ausgleich herstellen. Das sind in erster Linie die Nieren und ganz allgemein die Hormone als zweitwichtigstes Steuerungssystem – das wichtigste ist das Nervensystem.

Die Absonderungen der Drüsen heißen »Sekrete«. Die wichtigste Stoffwechseldrüse – die Schilddrüse – untersteht ihr ebenso wie die Sekrete der Nebennierenrinde, von denen das entzündungshemmende Cortison am bekanntesten ist. Alkalische, also basische Stoffe haben venusische Eigenschaften. Auch der passive Teil des Blutkreislaufs gehört zur Venus: die Venen. Für Schönheit, sanfte Sitten und gutes Benehmen waren in den geschichtlich erfaßten Kulturen hauptsächlich Frauen zuständig. Darum ist die Venus ein weiblicher Planet mit Bezug zu den weiblichen Geschlechtsorganen. Vor allem aber unterstehen ihr die Schmuckstücke des Körpers, nämlich die Haut mit ihren Sinneszellen und die Haare, die auch in der Liebe eine große Rolle spielen. Am besten kommt die Venus in den Zeichen Stier mit dem Prinzip *genießen* und Waage mit dem Prinzip *ausgleichen* zur Wirkung.

Steht die Venus in einem Spannungsaspekt mit einem kritischen Planeten (siehe Seite 140), dann kann es zu Funktionsstörungen der Drüsen kommen. Besonders betroffen sind die für den Stoffwechsel verantwortlichen Drüsen wie die Schilddrüse. Da Venus auch für Süßes steht, kann es zu Störungen des Zuckerhaushalts kommen, zuviel Zucker im Blut bedeutet Diabetes. Gefährdet sind bei schlecht gestellter Venus auch die weiblichen Geschlechtsorgane, ferner das Bindegewebe und die Venen, es kann leicht zu Krampfadern kommen.

Die Farben der Venus sind einfach und klar. Grün ist die wichtigste Venusfarbe, aber auch himmelblau, rosa, braun und weiß unterstehen ihr. Ihr Metall ist das schöne Kupfer, ihr Schmuck die grünen Steine wie Aquamarin, Jade, Smaragd, Malachit.

Venuspflanzen zeichnen sich durch Schönheit und einen manchmal betäubenden Duft aus, die Rose, die Kamille und die Schafgarbe gehören dazu. Sie wirken auf die weiblichen Geschlechtsorgane, wie der Frauenmantel, und ihr Einfluß ist krampflösend und beruhigend. Die süßesten Früchte wie Birne, Kirsche, Erdbeere, Pfirsich, Dattel und Feige stehen unter ihrer Herrschaft, und natürlich auch Kakao und Schokolade, Zimt und Zucker.

Venusmittel wirken anabolisch, also aufbauend, atonisch, d. h. spannungslösend, krampflösend und schmerzstillend. Sie treiben Harn und Schweiß und bilden Gewebe neu.

Mars ♂

Schön wäre es, könnte man nur mit Venus leben. Doch das Leben besteht aus Kampf, und so brauchen wir jemanden, der für uns kämpft, wenn's brenzlig wird. Das ist der Kriegsgott Mars, griechisch Ares. Doch gehört Mars keineswegs zu denen, die blind drauflosschlagen wie Conan der Barbar oder Herakles, wenn ihn wieder mal die Nacht des Geistes erfaßte. Mars tritt in Aktion, wenn man ihn braucht, nämlich zur Abwehr von Feinden. Was allerdings Feinde sind, das muß sehr schnell entschieden werden, und da täuscht man sich manchmal. Eine etruskische Statue zeigt Mars als aufmerksam und intelligent in die Welt blickenden Krieger mit erhobenem Schild und

Schwert. Daß er männlichen Geschlechts ist, sieht man auch.

Der Himmelskörper mit diesem Namen zeichnet sich durch seine rostrote Farbe aus, und das erinnert an Eisen, Schwerter, Blut und Krieg. Wenn ihn die Sonne voll bescheint, wenn er also in Opposition zur Erde steht, wird er auch rückläufig, irrt sozusagen am Himmel umher und bleibt dann stehen, um mit scheinbar bösem rotem Auge auf die Menschen herabzublicken. Seine rote Farbe kommt von verrostetem Sand, und er wird häufig von gewaltigen Sandstürmen heimgesucht. Zu verbergen hat er nichts, im Gegensatz zu seiner himmlischen Schwester Venus mit den vielen Wolken; er ist immer ehrlich, wenn auch selten schön.

Alles Rote und Kämpferische gehört auch astrologisch zum Kriegsplaneten, besonders das arterielle Blut mit seinem eisentragenden Farbstoff, dem Hämoglobin. Jede plötzliche, heftige Aktion, die mit dem stark gesteigerten Einsatz von Energie zu tun hat, wird von Mars beeinflußt. Die Verbrennung von Zucker wird vor allem in Notsituationen durch das Adrenalin des Nebennierenmarks veranlaßt. Die Wärmeentwicklung durch Verbrennung und die Abwehr von Feinden durch Fieber sind typische Marsreaktionen. Sehnen und Muskeln unterstehen ihm ebenso wie die männlichen Geschlechtsorgane, und natürlich die Gallenflüssigkeit, die in der Leber produziert und in der Gallenblase gespeichert wird. Sie zersetzt als extrem bittere und aggressive Substanz den Nahrungsbrei. Alle Säuren unterstehen dem Mars. Im Zeichen Widder kommt Mars am stärksten, wenn auch nicht immer am angenehmsten zur Geltung.

Typische Marskrankheiten sind Fieber, das eigentlich keine Krankheit, sondern ein wichtiger Zustand ist, Verbrennungen, Verletzungen, Sonnenstich, Entzündungen, eitrige Wunden, Infektionskrankheiten sowie deren

Abwehr, Erkrankungen der männlichen Geschlechtsorgane und alle akuten, plötzlichen, schlagartigen Krankheiten.

Die typische Marsfarbe ist das Rot von Feuer und Blut, sein Metall das Eisen, seine Edelsteine die blutroten Granate und Rubine, die so bedrohlich wirken.

Marspflanzen schmecken bitter oder brennen wie etwa Wermut, Enzian, Brennessel, Zwiebel, Pfeffer, Knoblauch oder Senf, sind spitz oder borstig, z.B. die Distel oder der Kaktus, haben rote Blüten und verbessern das Blut wie der Weißdorn.

Mars wirkt katabolisch, d.h. zerstörend, tonisierend, also spannungserzeugend, durchblutungsfördernd und damit erwärmend, säurebildend, antiseptisch und anregend, besonders auf Magen und Galle. Er ist Herrscher über das Abwehrsystem.

Jupiter ♃

Von den alten Astrologen wurde Jupiter als das »Große Glück« bezeichnet, Venus war das kleine. Das erstaunt zunächst, denn dieser Gott, bei den Griechen wurde er Zeus genannt, war ein rechter Schwerenöter und manchmal recht gehässig und kleinlich. Doch das war politisch bedingt. Ihm wurden Affären mit jeder Lokalgöttin zugeschrieben, so daß er als der gleiche Gott von allen anerkannt werden konnte. Jedenfalls regierte er als oberster Gott eher wie ein Ministerpräsident denn wie ein absoluter Herrscher. Und ließ sich auch mal etwas sagen, besonders von schönen Frauen. So repräsentiert er wohlwollende Macht, Großzügigkeit, Wachstum und gutes Leben.

Als Planet im Sonnensystem verdankt ihm die Erde viel, vielleicht sogar ihr Leben. Denn durch seine Masse fängt Jupiter so manchen Brocken aus den Tiefen des Alls ein, bevor er den inneren Planeten gefährlich werden kann. Von der Größe her hat er es gerade noch geschafft, ein Planet zu bleiben – oder knapp verfehlt, ein Stern zu werden. Hier zeigt sich seine Verwandtschaft zu unserem Zentralgestirn, die auch in seinen Eigenschaften durchschlägt. Denn in vielem gleicht er der Sonne, aber in milderer Form. In seiner Atmosphäre spielen sich turbulente Vorgänge ab, und einige Wissenschaftler äußerten die Vermutung, es könnte dort sogar eine Art Leben geben, da genügend Energien vorhanden sind. Am Himmel erscheint uns Jupiter als schöner Wandelstern in mildem gelbem Glanz.

Jupiter steht in der Astrologie für alle natürlichen Wachstumsvorgänge, auch solche, die in die Breite gehen, also für die Verdauungsvorgänge ganz allgemein. Als oberster Richter der Göttergemeinschaft muß er auch Urteile fällen können. Solcher Urteile ist auch die Leber in ihrer Eigenschaft als Entgiftungsorgan fähig. Da sie auch, als größte Drüse, selbst Stoffe produziert, die mit der Verdauung zu tun haben, untersteht sie dem Jupiter. Die Leber von Opfertieren wurde übrigens von den alten Sehern als Wahrsageinstrument verwendet. Die Leber sorgt auch für die Speicherung von Zucker. Mit verantwortlich dafür ist das Insulin der Bauchspeicheldrüse, die ebenfalls dem Jupiter untersteht. Ganz allgemein beherrscht er, ähnlich der Sonne, auch alle Regenerationsvorgänge, also Gewebsheilungen und den Aufbau des arteriellen Blutes. Alle großen Organe werden von Jupiter regiert, insbesondere die Lunge.

Typische Jupiterkrankheiten, wenn ein Übermaß oder Mangel an Jupitereinfluß vorherrscht, erstrecken sich auf Leber und Lunge, auf den Blutzuckerkreislauf und die Verdauung, auf das Dickenwachstum und die Regenerationsfähigkeit. Fettsucht und Zuckerkrankheit sind ebenfalls typisch für ihn.

Jupiterfarben zeigen Würde und Pomp: ein kräftiges Blau, mehr noch das Purpur der hohen weltlichen und kirchlichen Würdenträger, oder auch das fröhliche Orange selbsternannter Menschheitsretter. Sein Metall ist das Zinn, das in Verbindung mit dem Venusmetall Kupfer die edle Bronze ergibt, seine Edelsteine violette Steine wie der Amethyst.

Jupiterpflanzen sind entweder mächtige und stattliche Bäume, wie die Kastanie, der Ahorn, der Olivenbaum, die Palme oder die Eiche, oder Pflanzen, die den Verdauungstrakt anregen, z. B. Wegwarte, Löwenzahn oder Angelika, sowie solche, welche die Gewebsneubildung unterstützen, wie Leinen, das in Form von Leinöl oder als Umschläge angewandt wird. Auch der optimistisch stimmende Wein darf nicht vergessen werden.

Ähnlich dem Merkur wirkt Jupiter eher neutral, sowohl zerstörend als auch aufbauend, außerdem spannungserzeugend, belebend, wundheilend, krampfstillend und auflockernd.

Saturn ♄

Bleiern erscheint sein düsterblaues Licht am Himmel, und ein düsterer Charakter ist Saturn nach Ansicht der Astrologen auch. Für sie verkörperte er das »Große Unglück«, Mars war das kleine, bis er heute vom Pluto als Oberbösewicht entthront wurde. Als Gott hatte Chronos, so hieß er dort, bei den alten Griechen nicht viel zu melden. Er hatte seinen Vater, den Uranos, entmannt und entthront. Sein Sohn Zeus tat das gleiche mit ihm. Zudem sperrte er ihn in eine tiefe Höhle, wo der einstige Herrscher einsam auf den Anbruch des Goldenen Zeitalters wartet.

Diese seine Beschränkung äußert sich auch in seinem Äußeren. Jeder kennt den Planeten, jeder liebt ihn, besonders nach den wundervollen Aufnahmen der Voyager-Sonde. Sein eindrucksvoller Ring, eigentlich handelt es sich um ein ganzes Ringsystem, bezeugt die Abgeschlossenheit des Raumes und der Zeit. Der mythologische Saturn lebt in einer Höhle und ist Herrscher der Zeit.

In seiner Höhle lebt Saturn sehr bescheiden. Darum repräsentiert er in der Astrologie alles, was mit einem Einsiedlerleben zu tun hat: Bescheidenheit, Reduktion aufs Allernotwendigste, Zähigkeit, Langlebigkeit, Geduld, aber auch Härte und Unerbittlichkeit. Ein wenig ähnelt dieser Planet in seinen astrologischen Eigenschaften denen des Zeichens Steinbock, wo er auch am stärksten wirkt. Im Gegensatz zur natürlichen Ausdehnung des Jupiter entspricht dem Saturn das langsame Zusammenziehen, und damit verbunden die Verhärtung, etwa durch Kristallisation, die Austrocknung und die Abkühlung. Alles Harte untersteht ihm: Knochen, Gelenke, Knorpel und Zähne. Leider auch die Verhärtungen, die man nicht so gerne hat, wie etwa Steine, und Austrocknungen, die Schmerzen verursachen. Verstopfung oder rheumatische Erkrankungen, bei denen zu wenig Gelenkschmiere vorhanden ist, sind ebenfalls saturnbedingt. Auch alle zeitlich langsam ablaufenden Vorgänge werden vom Saturn beherrscht, und zwar dann, wenn sie in seinem Sinne wirken, also Verhärtungen, Abnützungen, Verkalkungen, Ablagerungen verursachen. Trotz seiner anscheinend nur negativen Eigenheiten gibt Saturn den Seinen viel Gutes, denn er verlangsamt in gewissem Sinn den Fluß der Zeit. Das Ergebnis kann auch sein, daß man länger lebt. Saturn hält die Energien zurück, die von Sonne, Mars und Jupiter verschwendet werden, bewahrt damit die Lebenskraft für längere Zeit. Er beherrscht auch eine Drüse, die Nebenschilddrüse. Sie ist für den Kalkstoffwechsel mitverantwortlich, und Calcium ist bekanntlich Hauptbestandteil der Knochen.

Die durch Saturn verursachten Krankheiten haben wir schon erwähnt. Er steht für alle chronischen Erkrankungen, die langsam kommen und schwer wieder loszuwerden sind, für alle Arten von Steinen, wie Nieren- oder Gallensteine, für Adernverkalkung, rheumatische Erkrankungen, für Mangelerscheinungen wie Unterernährung und ganz allgemein für die Gebrechen des Alters.

Die Farben des Saturn sind kaum als solche zu bezeichnen: schwarz, grau, düster-schmutzige Farben. Seine Metalle sind das schwere, ungeliebte Blei, das aber exzellenten Schutz verleiht, z.B. gegen radioaktive Strahlen, aber auch das für die Knochen so wichtige Calcium. Seine Edelsteine haben die Farbe des Todes, also schwarz. Am bekanntesten ist der Onyx, doch gehört auch gewöhnliche Kohle und ihre Abart, der Graphit, zum Saturn. Eigenartigerweise entsteht bei hohem Druck aus Kohle Diamant, so daß wir hier eine Verbindung vom düsteren Saturn zur strahlenden Sonne erkennen können. Das war ja auch das Ziel der Alchimisten: Blei, das Metall des Saturn, in Gold, das Metall der Sonne, zu verwandeln!

Saturnpflanzen führen ein bescheidenes Leben im Dunkeln. Sie wirken zusammenziehend wie der Ackerschachtelhalm, auch Zinnkraut genannt, rheumalindernd wie Bärlapp, knochenbruchheilend wie Beinwell, auch Schwarzwurz genannt. Moose und Flechten unterstehen dem Saturn ebenso wie die Stechpalme, die Quitte, die Zypresse, ein typischer Friedhofsbaum, die geheimnisvolle Alraune und zahlreiche hochgiftige Pflanzen, die auch in der Hexenkunst Verwendung finden, wie der Stechapfel, die Tollkirsche oder das Bilsenkraut.

Saturnstoffe wirken blutstillend durch Verengen der Kapillaren, abkühlend, fieberstillend, entzündungshemmend, stopfend und reinigend.

Uranus ♅

Den Bewohnern der Südseeinseln soll er bekannt gewesen sein, doch in unseren Breiten hat man ihn erst im Fernrohr entdeckt. Im englischen wird er sogar nach seinem Entdecker »Herschel« genannt. In der griechischen Sage entstand Uranos, das personifizierte Himmelsgewölbe, plötzlich aus dem Chaos. Sein weiterer Lebensweg über Heirat mit Gäa und Entmannung durch Sohn Chronos gleicht den üblichen Mythen. Seine Verbindung mit dem Chaos entspricht auch der astrologischen Bedeutung: Uranus beherrscht alles, was exzentrisch ist und aus dem Rahmen fällt. Eigenartigerweise fällt er selbst völlig aus dem Rahmen, denn er schwebt nicht in seiner Bahn, er rollt sozusagen über sie. Seine Achse steht nicht senkrecht wie die aller anderen Planeten, sondern liegt in der Ekliptik. Diese Eigenheit wurde aber erst vor kurzem entdeckt. Wieso paßt sie so gut zu seinem von den Astrologen lange vorher festgelegten Charakter? Und noch eine Seltsamkeit entdeckte man an ihm. Er besitzt Ringe wie sein Nachbar Saturn. Und er ähnelt auch in manchem dem düsteren Gesellen aus der Erdengruft. So kann man sein Urprinzip auch als Konteraktion beschreiben, als Zusammenziehen. Im Gegensatz zum langsamen Saturn geschieht beim Uranus alles plötzlich, spontan. Und das vertragen viele nicht, so daß Uranus für das plötzliche Zerbrechen gewachsener Strukturen steht, für Chaos, aber auch für den umgekehrten Vorgang, wenn aus dem Nichts spontan ein Kristall geboren wird. Das kommt beispielsweise dann vor, wenn man eine Flüssigkeit sehr vorsichtig unter ihren Gefrierpunkt abkühlt. Dann genügt ein kleiner Stoß oder ein Staubkorn, und die ganze Masse erstarrt in einem Augenblick zu Eis, kristallisiert in einem Zug. Das Ergebnis ist, daß aus dem »Nichts« in einem Augenblick etwas Geordnetes entsteht. Dieser Vorgang spielt sich auch in unserem

Geist ab; dort nennen wir es Intuition. Aber wenn unsere Pläne dabei über den Haufen geworfen werden, spricht man von »Katastrophe«. Für Uranus ist beides die Realisierung des gleichen Prinzips, während wir die Wirklichkeit unterschiedlich interpretieren.

In manchem kann man den Uranus als eine höhere, schärfere und gefährliche Inkarnation des Merkur ansehen. Darum beherrscht er im menschlichen Körper ähnliche Systeme und Organe. Alles Elektrische untersteht ihm, also die Nervenleitung mit ihren sprunghaften Potentialveränderungen, besonders im autonomen Nervensystem, ferner die Aura des Menschen. Da auch Uranus, bedingt durch seine Ringe, die er mit seinem Nachbarn Saturn teilt, mit Zeit zu tun hat, unterstehen ihm die großen Lebensrhythmen, die er aber oft stört. Auch das Längenwachstum kann durch ihn ungünstig beeinflußt werden, was sich dann als Riesenwachstum äußert. Denn ihm untersteht die Hypophyse, die Zentraldrüse tief im Innern des menschlichen Gehirns, die das Längenwachstum entscheidend beeinflußt. Im Zeichen Wassermann kommt Uranus am stärksten zur Wirkung.

Uranuskrankheiten betreffen die Lebensrhythmen, beispielsweise den verfrühten Einsatz der Pubertät und das Längenwachstum, also all die hochaufgeschossenen Jünglinge unserer Zeit haben zuviel von ihm mitbekommen. Daher interessieren sie sich so sehr für ein typisches Uranusgerät: den Computer. Plötzliche Erkrankungen stehen unter seiner Herrschaft: Brüche, Unfälle, Schlaganfälle, Schocks; dazu alles, was mit Elektrizität, Nerven oder Strahlen zu tun hat: Krämpfe, Epilepsie, nervös bedingte Anfälle, Strahlenvergiftungen.

Die Farben des Uranus sind stets ungewöhnlich, ein seltsames Dunkelblau kommt seinem Charakter am nächsten. Die radioaktiven Metalle unterstehen ihm, also auch das namensgleiche Uran. Über seine Edelsteine streiten die Gelehrten noch, seine Pflanzen führen zu Krämpfen, etwa der Fingerhut oder der Seidelbast, oder heben diese auf wie der Kampfer. Sie regen als Kaffee oder Tee den Geist an oder führen zur verschärften Wahrnehmung der Umwelt, wie das Meskalin.

Uranus wirkt spannungserzeugend, anregend und erzeugt Krämpfe.

Neptun ♆

Dem heftigen, elektrisierenden Uranus setzt sein nächster Nachbar im Weltenraum ein allumfassendes Versinken im kosmischen Bewußtsein entgegen. Der Planet Neptun, über den wir fast nichts wissen, schimmert grün im Fernrohr. Sein griechisches Äquivalent Poseidon herrschte über die Meere, und astrologisch gesehen kommt Neptun auch im Meerzeichen Fische am besten zur Geltung. Im Meer ist alles enthalten, das Meer löst alles auf. So wirkt auch Neptun astrologisch. Einerseits verschleiert er, dämpft die Schärfe der Wahrnehmung, nimmt den Schmerz, legt über alles einen Nebel. Andrerseits schärft er unsere Sinnesorgane in einer Weise, daß man schon von außersinnlicher Wahrnehmung sprechen kann. Er schafft Beziehungen zu weit entfernten Ereignissen, Menschen, Welten, die wir mit unseren normalen Sinnen unmöglich erkennen können. Über allem aber liegt ein seltsamer Schleier; nie wissen wir, ob das, was Neptun bietet, echt ist oder eingebildet oder ob es aus anderen Welten kommt, zu denen wir normalerweise keinen Zugang haben.

Neptuns Urprinzip ähnelt dem des Jupiter. Wo aber der Planet des Wachstums aufhört, wenn der biologische Sinn des Wachsens erfüllt ist, geht Neptun weiter, bis alle Grenzen überschritten und aufgelöst sind. Dadurch können alle möglichen Einflüsse auf den Menschen eindringen, was ihn einerseits hellhörig, andrerseits hilflos macht. So kommt es durch Neptun zu Schwächezuständen; er lähmt und vergiftet. Mit seiner »Weichheit« und seinem Bezug zu Flüssigkeiten hat Neptun starke Ähnlichkeit mit dem Mond.

Es ist nicht ganz klar, welche Organe von ihm beherrscht werden. Zwei Drüsen kennen wir, die im Lauf des Lebens verkümmern und deren Funktion nicht restlos geklärt ist. Die Thymusdrüse produziert Abwehrstoffe, stellt ihre Tätigkeit aber in der Pubertät ein. Und die Funktion der Epiphyse, der Zirbeldrüse, in der Tiefe des Gehirns ist gänzlich unbekannt. Als Überbleibsel des »dritten Auges« der Schlangen kommt ihr bei den Mystikern dafür um so größere Bedeutung zu, auch wenn sie normalerweise nur als »Hirnsand« im Alter ein völlig überflüssiges Dasein fristet. Alle unterbewußten Vorgänge können mit Neptun zu tun haben. Auch die Aura des Menschen wird von ihm mitgeformt.

Neptunkrankheiten äußern sich als Lähmungen, Erschlaffungen, allgemeine Schwächezustände und Vergiftungen. Auch Suchtkrankheiten wie Alkoholismus unterstehen dem Planeten des Nebels. Da er Schmerzen unterdrückt und Vorgänge verschleiert, kann es durch ihn zu Fehldiagnosen und zu verschleppten Leiden kommen.

Seine Farben schillern oder irisieren und sind schwer festzulegen. Die mystischen Farben violett oder lila kommen der Weite seines Wesens am nächsten. Von den Metallen wird ihm das Platin zugeordnet.

Seine Pflanzen führen zu Bewußtseinserweiterungen und -trübungen, je nach Menge und Standpunkt. Typische Neptunpflanzen enthalten Gift wie z. B. die Nachtschattengewächse, die Giftpilze, das Opium und auch die Hexenpflanzen Tollkirsche, Bilsenkraut und Stechapfel. Die geheimnisvolle Mistel, die exotische Rauwolfia und die stille Weide stehen unter seiner Herrschaft. Alkohol und alle Rauschdrogen führen zu typisch neptunischen Zuständen.

Neptun wirkt, ähnlich dem Mond, aufbauend, Spannungen mildernd, betäubend, schmerzlindernd, vitalitätsmindernd und erschlaffend.

Pluto ♇

Der Herrscher der Unterwelt hat viele Namen. Einer davon ist »Pluton«, der Reiche. Denn tief in der Erde verborgen liegen die großen Schätze. Sie hervorzuholen ist allerdings nicht ganz einfach, zumal vielen vor den Abgründen im Inneren der Erde und ihrer Seele graut. Damit der arme Herrscher des unteren Reiches, dessen wahren Namen man nicht gerne nennt, sich nicht so einsam fühlte, raubte er die schöne keusche Persephone und nahm sie zur Gemahlin. Doch Zeus sah das Unrecht der Situation und erlaubte Persephone, immer zur Sommerzeit auf Erden zu wandeln.

Als Planet hat Pluto nicht viel zu bieten. Er ist winzig klein im Vergleich zu seinen Brüdern, den äußeren Planeten. Sein tektonischer Aufbau gleicht nicht ihnen, sondern den inneren Planeten Merkur bis Mars. Offenbar ist er ein Fremdgänger. Merkwürdigerweise entdeckte man an Pluto jüngst eine Eigenschaft, die von den Astrologen schon viel früher behauptet wurde. Ihm untersteht unter anderem das genetische Material des Menschen, die DNS = Desoxyribonukleinsäure, die die Form einer Doppelspirale hat. Vor kurzem entdeckte man einen Begleiter Plutos, er wurde nach Charon benannt, dem unterirdischen Totenschiffer. Dieser bildet mit Pluto eine Art Doppelplanetensystem, in Analogie zur Doppelspirale unserer Erbsubstanz.

Pluto ist, astrologisch gesehen, eine Art dunkle Gegensonne zum strahlenden Zentralgestirn. Er repräsentiert das Böse in uns, die Hölle im Herzen, aber auch die ungewöhnlichen schöpferischen Kräfte. Pluto, der in vielem Ähnlichkeiten mit dem Zeichen Skorpion besitzt, repräsentiert alle Übergänge lebender in tote Materie – und umgekehrt. Er beherrscht die Ausscheidungsvorgänge ebenso wie die Regeneration, also die Neubildung von Gewebe, aber auch der DNS selbst. Dabei kommt es immer wieder zu Kopierfehlern, wodurch Informationen verstümmelt werden, so daß Enzyme, typische Pluto-gehilfen, nicht mehr richtig funktionieren und manche Stoffe falsch oder gar nicht produzieren. Wenn das genetische Material schwer geschädigt ist, kann es zu bösartigen Geschwülsten wie Tumoren, Sarkomen und zu einer allgemeinen Entartung des Zellstoffwechsels kommen, was schließlich zu Krebs führt. Auch die Schaffung neuen Lebens untersteht teilweise dem Pluto, d. h., er ist Mitherrscher über die Keimdrüsen. Am besten stellt man sich ihn als Phönix vor, jenen Vogel, der sich selbst verbrannte, den Tod erfuhr, um dann verjüngt und gereinigt der Asche zu entsteigen und neues Leben zu schaffen. In diesem Sinn relativiert Pluto auch den Tod. Wir sterben viele Tode, denn in sieben Jahren werden sämtliche Atome unseres Körpers ausgetauscht. Nur die Form und die Information bleiben erhalten. Oft gibt es auch Zeiten, da wir einen Läuterungs- und Reinigungsprozeß durchmachen, aus dem wir wie neugeboren hervorgehen. Auch das sind typische Plutoprozesse.

Plutokrankheiten betreffen also das Erbgut. Alle genetisch bedingten Krankheiten gehen auf sein Konto, wozu neben den klassischen Erbkrankheiten vor allem auch das ungehemmte Wachstum der Tumore gehört. Harmlosere Wucherungen wie Warzen und Zysten unterstehen ihm ebenfalls. Pluto kann Besessenheit hervorrufen und weist oft auf tiefliegende Störungen, die vulkanartig nach außen dringen, nicht selten im seelischen Bereich. Einwirkungen von Gewalt, schwere Verbrennungen sowie Bisse durch große oder giftige Tiere sind seinem Einfluß zuzuschreiben.

Seine Farben sind dunkel, finster; schwarzrot oder schwarzgrün treffen am besten seinen Charakter. Von den Metallen gehört ihm das namensgleiche Plutonium, das in Atombomben Verwendung findet, aber auch der reinigende Schwefel, der aus dem Inneren der Vulkane kommt, also mitten aus der Hölle, und das Silizium mit ähnlichen Eigenschaften (siehe Seite 89). Plutopflanzen führen eine seltsame Existenz im Zwischenreich. Vor allem die Viren, die keine Pflanzen sind, sondern auf die Erbmasse reduzierte Lebewesen, sind typisch für ihn. Sie greifen auch direkt ins Gengeschehen anderer Lebewesen ein. Vermutlich unterstehen ihm auch Aloe und Mistel, eine Pflanze, die gegen Krebs angewandt wird, der Fliegenpilz und die ein Zellkerngift enthaltende Herbstzeitlose.

Pluto wirkt zerstörend, aber auch regenerierend.

Die Astrologen haben noch viele andere Planeten zur Horoskopdeutung herangezogen, doch gibt es zu wenig Beweise für ihre Existenz oder Material über ihre Wirkung. Darum wird hier auf Chiron und Ceres verzichtet, ebenso auf Transpluto und Isis, auf Vulkan und Persephone, auf Lilith und Admetos und wie sie alle heißen mögen. Mit den zehn gesicherten Planeten kann man bereits eine Menge an diagnostischen Einzelheiten aus dem Horoskop herauslesen.

Liebe als Heilprinzip

Wenn Gott einen Menschen liebt,
schenkt er ihm drei Eigenschaften:
Weite wie die des Ozeans,
warmes Mitgefühl wie das der Sonne,
und Bescheidenheit wie die der Erde.

Sufi-Weisheit

Bei der Besprechung der Therapien war von den drei »L«
die Rede: Liebe, Lust und Lachen. Jetzt können sie auch
unter dem Aspekt der astrologischen Planeteneigenschaf-
ten betrachtet werden.

Der Liebe entsprechen verschiedene Planeten. Übersetzt man obigen Sufi-Text in die Sprache der Astrologie,
erkennt man darin drei Planeten. Weite des Ozeans: Da
kann es sich nur um das allumfassende Mitleid des Mee-
resgottes Neptun handeln. Warmes Mitgefühl wie das der
Sonne: Der Vers sagt's ja schon. Bescheidenheit wie die der
Erde: Wer ist bescheiden und sitzt tief unten in der Erde?
Richtig, der Herrscher der Zeit, Saturn. Und jetzt machen
wir das gleiche mit allen Planeten, die ein Körnchen Liebe
enthalten. Welche Form der Liebe entspricht nun der
Sonne? Die strahlende, sichere, alles erwärmende Liebe,
die vom Herzen, dem *Sonnenorgan* kommt. Sie wird beim
Geistheilen verwendet. Wer geistheilen will, versucht sein
Herz-Chakra, ein mystisches Energiezentrum in der Nähe
des Herzens, zu öffnen und Liebe zu verströmen. Wenn
das gelingt, sind auch Heilungen möglich. Ob es mir
gelingt, erkenne ich sehr schnell. Denn ich sitze im Tür-
kensitz vor dem Menschen, den ich heilen will, die Arme
mit den Ellbogen auf die Knie gestützt. Wenn die Sonne in
mir zu strahlen beginnt, nähern sich die Hände von selbst
einander, als ob zwischen ihnen ein Strom flösse, der sie
polarisiert, magnetisiert, energisiert. Es fasziniert mich

immer wieder, wie diese Kräfte wachgerufen werden, welche Kräfte im Menschen stecken und wie er sie zum Segen der anderen einsetzen kann. Wer seine innere Sonne aktiviert, der kann damit alles kurieren – nur nicht sich selbst. Die Sonne verbindet sich sehr gut mit ihrem dunklen Gegenpart, dem Pluto.

Der *Mond* verbreitet eine mütterliche, beschützende Wärme. Er verbindet sich gut mit Venus, Jupiter und Neptun.

Merkur wird als astrologischer Wirkfaktor oft unterschätzt, da er, im Gegensatz zum strengen Saturn, nichts Böses anrichten kann. Bei jedem Heilprozeß spielt er eine außerordentlich wichtige Rolle, denn ohne Kommunikation ist kein Kontakt, keine Liebe, damit auch keine Heilung möglich. Er verbindet sich gut mit allen Planeten und ist immer dabei.

Venus als Liebesplanet par excellence steht für die bescheidene, freundschaftliche, liebevolle Beziehung mit Hautkontakt, Schönheit und einer harmonischen Umgebung. Sie repräsentiert die ausgleichende, krampflösende, Verhärtungen aufweichende, harmonisierende Kraft. Die Venus verbindet sich gut mit Jupiter und Neptun.

Mars ist das, was wir als aktive Sexualität bezeichnen. Da er eher an sich selbst denn an andere denkt, ist er kein Heilmittel für kranke Menschen – nur für sich selbst. Darum wird seine Form der Liebesäußerung, die körperliche, leidenschaftliche Beziehung, auch als bestes Vorbeugemittel erwähnt. Mars verbindet sich gut mit Jupiter, wie alle Planeten. Venus und Neptun in harmonischen Aspekten können sein Ungestüm mildern und seine Sitten verfeinern.

Jupiter ist die wohlwollende, eher gönnerhafte, »joviale« Liebe, mehr ein amtlicher Zustand denn ein Gefühlsbereich. Er unterstützt alle wohlgesinnten Planeten auf angenehme Weise. Auch allein erreicht er durch sein entspannendes Wesen viel Gutes. Ihm entspricht am ehesten das befreiende,entspannende Lachen, dem im Heilprozeß so große Bedeutung zukommt. Denn Lachen regeneriert die Seele, Jupiter das Gewebe.

Saturn verströmt selbst keine Energien, doch wirkt er mit Bescheidenheit, Aufopferung und Durchhaltevermögen im Stillen, im Krankenhaus, im Lazarett, auf dem Sterbelager. In harmonischen Aspekten gibt er bescheidene Ruhe und stille Kraft.

Uranus hilft durch plötzliche Einsichten, die immer stimmen, im Gegensatz zu den Ahnungen des unzuverlässigen Neptun. So spielt er eine wichtige Rolle bei der Diagnose, besonders in Verbindung mit Merkur oder Sonne.

Neptun als allumfassende Liebe zu allen Lebensformen wirkt ähnlich dem Saturn durch Aufopferung und Selbstlosigkeit. Er kann kosmische Kräfte anziehen und die Grenzen zwischen den Individuen auflösen, was aber auch Gefahren für den Heiler bringt, da er dadurch die Krankheit seines Gegenüber annimmt.

Pluto verstärkt auf subtile Weise alle Prozesse, mit denen er durch Aspekte verknüpft ist. In harmonischen Beziehungen verleiht er durch Rückgriff auf kollektive Kräfte viel Energie und Regenerationsvermögen. Als Todesplanet hilft er besonders bei schweren Krankheiten und bei karmisch bedingten Schicksalsschlägen.

Wirkungen der Planeten in den Zeichen

Mit Hilfe der bisher erworbenen Kenntnisse über die Charaktere der Planeten sind nun sehr einfache Aussagen über Schwächen und Gefahren körperlicher Natur möglich. Jeder Planet übt einen bestimmten Einfluß aus, und dieser erstreckt sich auf die Körperregion, die dem Tierkreiszeichen entspricht, in dem sich der Planet zur Zeit der Geburt aufhielt. Beispiel: Steht der Planet *Mars* im Zeichen *Waage*, besteht die Gefahr von Nierenbeckenentzündungen, denn Mars bewirkt oft Entzündungen, und Waage beherrscht die Nierenregion. So einfach ist die Deutung! Zur Wiederholung nochmals kurz die biologische Wirkung der Planeten:

▷ *Mars:* führt zu Entzündungen, Verletzungen durch plötzliche Gewalteinwirkung, Eiterungen, zu Überhitzung und Fieber. Gegenmittel sind alle Wirkungen (Farben, Pflanzen etc.) von Venus, Saturn, Neptun (siehe dort).

▷ *Jupiter:* bildet die entsprechende Region besonders gut aus. Sie ist groß und kann viel aufnehmen. Jupiter im Widder heißt aber nicht, daß dieser Mensch einen Wasserkopf hat! Gegenmittel sind alle Wirkungen des Saturn (siehe dort).

▷ *Saturn:* verhärtet, entzieht Flüssigkeit, trocknet aus, kühlt ab, zieht zusammen, bildet Kristalle oder Steine. Gegenmittel sind alle Wirkungen von Mond, Venus, Sonne und Jupiter (siehe dort).

▷ *Uranus:* unterbricht den geregelten Ablauf, bringt plötzliche Veränderungen, elektrische Spannungen, Rhythmusstörungen. Gegenmittel sind alle Wirkungen von Venus und Jupiter (siehe dort).

▷ *Neptun:* lähmt oder vergiftet. Es besteht die Gefahr der Ansammlung von Giften in der entsprechenden Region. Nervenimpulse werden nicht oder nur unvollständig übertragen. Gegenmittel sind alle Wirkungen von Sonne, Mars (siehe dort).

▷ *Pluto:* bringt übersteigertes, zwanghaftes Wachstum. Gefahr von Virusinfektionen und von Tumoren. Erbveränderungen. Gegenmittel sind alle Wirkungen von Sonne und Pluto selbst (siehe dort).

So führt Jupiter im Krebs dazu, daß jemand einen großen Magen hat, der gut funktioniert und viel aufnehmen kann. Saturn in der Jungfrau hemmt die Verdauungsprozesse durch Unterproduktion von Verdauungsenzymen im Darm. Uranus im Löwen kann unregelmäßigen Herzschlag oder Blutdruck mit sich bringen. Neptun in der Waage deutet darauf hin, daß die Nieren ihrer Entgiftungsfunktion nicht richtig nachkommen. Pluto im Skorpion kann gefährliche Virusinfektionen im Bereich der Geschlechtsorgane bedeuten.

Aus dem Horoskop geht also hervor, in welchen Tierkreiszeichen sich die jeweiligen Planeten aufhalten. Die folgende Aufstellung zeigt auf, wie dies zu interpretieren ist. Man sollte beachten, daß es sich nur um Tendenzen handelt, die sich keineswegs manifestieren müssen. Wer noch immer kein Horoskop hat, kann auch Gebrauch von dem Gutschein am Ende des Buches machen.

Marseinflüsse in den Tierkreiszeichen

▷ Steht der *Mars im Widder*, liegt wahrscheinlich eine Neigung zu Blutfülle im Gehirn vor, was zu migräneartigen Kopfschmerzanfällen führen kann. Außerdem könnte es zu einer Augenentzündung oder Kopfverletzung kommen. Schlaflosigkeit und zuviel Aggression sind ebenfalls möglich; Sport, besonders Karate, ist angezeigt.

▷ *Mars im Stier* führt leicht zu einer Neigung zu Halsentzündungen und geschwollenen Mandeln. Es besteht außerdem erhöhte Neigung zu Mumps, Diphterie, Polypen und Kehlkopfentzündung. Man sollte sich eventuell die Mandeln entfernen lassen und sich im Winter vor hustenden Menschen in acht nehmen.

▷ Steht der *Mars in den Zwillingen*, neigt man zu Verletzungen an Armen und Händen sowie zu Nervosität. Außerdem bekommt man leicht Bronchitis und hustet stark. Zu viele Aufregungen sollten vermieden werden. Achtung vor Tabakrauch. Hüllen Sie sich warm ein, wenn's kalt ist.

▷ Steht der *Mars im Krebs*, neigt der Magen zu Übersäuerung. Das kann zu nervösen Magenleiden, zu Magengeschwüren und Gastritis führen. Säuernden Speisen wie Fleisch, Süßigkeiten, Alkohol sowie Aufregungen aller Art sollte man aus dem Wege gehen, zumindest keinen Ärger in sich anstauen lassen.

▷ Steht der *Mars im Löwen*, besteht die Gefahr, daß sich zuviel Aufregung aufs Herz schlägt. Typische Krankheiten: Herzbeutelentzündung, erhöhter Blutdruck, zuviel Blut im Herzen. Man sollte sich körperlich ausleben und ab und zu Theater spielen.

▷ *Mars in der Jungfrau* führt leicht zu Entzündungen in der Bauchgegend, z.B. Darm-, Blinddarm-, Bauchfellentzündungen. Außerdem ist der Zuckerhaushalt leicht gestört, was sich durch Schwächegefühl oder Heißhunger bemerkbar machen kann (Hypoglykämie). Auf vernünftige Ernährung achten.

▷ Wenn *Mars in der Waage* steht, besteht die Gefahr von Entzündungen der Niere oder des Nierenbeckens. Auch kann es zu Unreinheiten der Haut kommen. Die Nierengegend sollte warm gehalten werden, also z.B. keine nassen Badehosen tragen. Eine gelegentliche Blutreinigungskur wirkt sich günstig aus.

▷ Wo *Mars im Skorpion* steht, tritt eine verstärkte Neigung zu Entzündungen der Unterleibsorgane auf, wovon Blase, Eierstöcke/Prostata, Mastdarm betroffen sind. Bei Frauen kann es zu Periodenstörungen kommen. Man sollte auf Sauberkeit achten und sich schonen.

▷ *Mars im Schützen* führt verstärkt zu Verletzungen und Brüchen im Bereich von Hüfte und Oberschenkeln. Außerdem besteht eine Tendenz zu Ischias. Gefährlicher Sport ist zu vermeiden, der Magen sollte nicht übersäuert werden.

▷ Wessen *Mars im Steinbock* steht, ist anfällig für Verletzungen und Entzündungen im Kniebereich. Außerdem besteht diese Gefahr für alle Gelenke, was zu Rheuma führen kann. Schonung gegenüber sich und anderen ist angezeigt.

▷ Bei *Mars im Wassermann* neigt man zu Kreislaufstörungen und zu Sauerstoffmangel. Verletzungen der Unterschenkel und Krampfadern sind häufig anzutreffen. Gleichmäßiger Puls ist wichtig. Vorsicht beim Schifahren ist geboten.

▷ Steht *Mars in den Fischen*, liegt eine Neigung zu Fußkrankheiten und Fußverletzungen vor, die sich in Schweißfüßen, Hühneraugen und Frostbeulen äußern kann. Außerdem tritt zu wenig Calcium auf, man ist nervös. Eine liebevolle Behandlung der Füße, barfuß gehen und häufiges Wechseln von Socken und Schuhen wirken hier Wunder.

Saturneinflüsse in den Tierkreiszeichen

▷ *Saturn im Widder* verursacht leicht Blut- und Sauerstoffmangel im Gehirn. Das kann zu Kopfschmerzen und sogar zu Ohnmachten führen. Viel frische Luft und wenig Sorgen führen zu Besserung.

▷ *Saturn im Stier* bringt chronische Halsleiden, zähe Erkältungskrankheiten, langwierige Heiserkeit, Verhärtungen im Hals-Nasen-Rachen-Raum mit sich. Natürliche, schleimlösende Mittel werden empfohlen.

▷ *Saturn in den Zwillingen* führt oft zu Gehörleiden infolge Verhärtungen in den Hörorganen. Außerdem bestehen Tendenzen zu Bronchitis und Lungentuberkulose. Ausdauertraining wie Radfahren, Joggen, Schwimmen, stärkt die Lungen. Außerdem sollte Tabakrauch gemieden werden.

▷ Bei *Saturn im Krebs* neigt man zu Verdauungsstörungen durch zu wenig Magensäure. Häufig treten Gelbsucht und Gallensteine auf. Ausgewogene Ernährung, die den Magen auch stimuliert, bringt hier Abhilfe.

▷ Steht der *Saturn im Löwen*, tritt oft eine Neigung zu Herzmuskelschwäche und Kreislaufstörungen infolge Adernverkalkung auf. Die Wirbelsäule ist ebenfalls geschwächt. Herz und Kreislauf sollten durch ausgleichenden Sport gestärkt werden.

▷ Wessen *Saturn in der Jungfrau* steht, hat zu wenig Verdauungsenzyme im Darmbereich, was die Verdauung erschwert. Außerdem besteht eine Tendenz zu Zuckerkrankheit durch Insulinmangel. Verdauungssäfte durch eine gute Ernährung stärken!

▷ *Saturn in der Waage* führt oft zu Nierensteinen und Unterkühlung im Nierenbereich. In diesem Fall treten bei Kälte Rückenschmerzen auf. Viel Kräutertee und Mineralwasser trinken, die Nieren warmhalten.

▷ Bei *Saturn im Skorpion* leidet man oft an Darmerschlaffung und Verhärtungen im Bereich der Ausscheidungs- und Geschlechtsorgane. Es kann zu Hämorrhoiden, bei Frauen zu schwierigen Schwangerschaften infolge Durchblutungsstörungen der Gebärmutter kommen.

▷ Steht *Saturn im Schützen*, kommt es zu Stauungen im Beckenbereich. Das kann zu Harnsäureablagerungen und damit zu Gicht führen. Einseitige Ernährung ist zu vermeiden, vor allem ist Vorsicht bei Fleischgenuß geboten. Bekken beweglich halten; hierfür ist Bauchtanz ein ausgezeichnetes Mittel.

▷ Bei *Saturn im Steinbock* lagern sich oft Gifte ab in den Gelenken und die Gelenkschmiere trocknet ein, was sich besonders bei Kälte bemerkbar macht. Außerdem besteht eine Neigung zu schwachen Knien. Allgemeine Entgiftung ist angezeigt.

▷ Steht *Saturn im Wassermann*, leidet man an mangelhafter Blutzirkulation und hat außerdem schwache Unterschenkel. Zucker und Stärke dürfen nur mit Vorsicht verzehrt werden.

▷ *Saturn in den Fischen* führt zu kalten Füßen und einer

Neigung zu Frostbeulen oder erfrorenen Zehen. Die Lymphe ist außerdem sehr träge. Massieren Sie Füße und Lymphe und gönnen Sie sich abends eine Wärmflasche!

Die Einflüsse der folgenden Planeten sind nicht so stark, so daß sie hier nur stichwortartig ausgedeutet werden.

Uranuseinflüsse in den Tierkreiszeichen

▷ *Uranus im Widder:* Unregelmäßigkeiten in der Kopfgegend und im Gehirn. Krampfartige Schmerzen im Kopf, Lähmungen, Gehirnhautentzündung.

▷ *Uranus im Stier:* Unregelmäßigkeiten in der Kehlkopfgegend: Sprachstörungen infolge Überreizung und Nervosität.

▷ *Uranus in den Zwillingen:* Unregelmäßigkeiten in der Brustgegend: Krämpfe in den Armen, krampfartiger Husten, Asthma.

▷ *Uranus im Krebs:* Unregelmäßigkeiten in der Magengegend: nervöse Magenbeschwerden, Magenkrämpfe, Erbrechen.

▷ *Uranus im Löwen:* Unregelmäßigkeiten bei Herz und Kreislauf: plötzliches Aussetzen der Herztätigkeit, Herzneurosen und -krämpfe.

▷ *Uranus in der Jungfrau:* Unregelmäßigkeiten in der Bauchgegend: Darmkrämpfe, Blähungen, unregelmäßige Insulinproduktion, die zu funktioneller Zuckerkrankheit führen kann.

▷ *Uranus in der Waage:* Unregelmäßigkeiten in der Nierengegend: Koliken, Harnverhalten, das auch zu Bettnässen führen kann, auch Hexenschuß.

▷ *Uranus im Skorpion:* Unregelmäßigkeiten in der Unterleibsgegend: Blasenkoliken, Periodenstörungen, unregelmäßiger, krampfartiger Stuhlgang.

▷ *Uranus im Schützen:* Unregelmäßigkeiten in der Hüftgegend: Verrenkungen, plötzliche Kreuzschmerzen. Unregelmäßigkeiten beim Einschlafen.

▷ *Uranus im Steinbock:* Unregelmäßigkeiten in der Knie-
gegend: Knieverletzungen, Krämpfe in den Gelenken,
schlechte Lagerung der Knochen.

▷ *Uranus im Wassermann:* Unregelmäßigkeiten in den
Unterschenkeln: Wadenkrämpfe, Beinverletzungen. Neigung zu Nervenleiden.

▷ *Uranus in den Fischen:* Unregelmäßigkeiten in den
Füßen: Krämpfe, Verstauchungen, Sauerstoffmangel.

Neptuneinflüsse in den Tierkreiszeichen

▷ *Neptun im Widder:* Lähmungen der Kopfnerven:
Schläfrigkeit, Sehstörungen.

▷ *Neptun im Stier:* Unterfunktion der Schilddrüse, Neigung zu Kropf.

▷ *Neptun in den Zwillingen:* Lungenschwäche, versteckte
TBC.

▷ *Neptun im Krebs:* Magenträgheit, Gifte im Magen.

▷ *Neptun im Löwen:* Herz- und Kreislaufschwäche.

▷ *Neptun in der Jungfrau:* Darmschwäche, Zuckerkrankheit.

▷ *Neptun in der Waage:* Mangelhafte Entgiftungsfunktion der Nieren.

▷ *Neptun im Skorpion:* Schwäche der Ausscheidungs-
und Geschlechtsorgane.

▷ *Neptun im Schützen:* Schwäche des Hüftgelenks.

▷ *Neptun im Steinbock:* Gelenksschwäche, besonders im
Knie.

▷ *Neptun im Wassermann:* Schwäche der Unterschenkel.
Erhöhte Sensibilität.

▷ *Neptun in den Fischen:* Schwäche der Füße, der Lymphe, der Nerven.

Plutoeinflüsse in den Tierkreiszeichen

▷ *Pluto im Stier:* Seuchenartige Krankheiten im Hals-
Nasen-Rachen-Bereich (Masern, Diphterie).

▷ *Pluto in den Zwillingen:* Lungenentzündung, Tuberkulose.

▷ *Pluto im Krebs:* Magenübersäuerung. Spontaner Abortus.

▷ *Pluto im Löwen:* Sportlerherz. Blutdruckabnormitäten.

▷ *Pluto in der Jungfrau:* Darminfektionen, Darmgrippe.

▷ *Pluto in der Waage:* Virusbedingte Nierenentzündungen.

▷ *Pluto im Skorpion:* Seuchenartige Geschlechtskrankheiten, auch AIDS.

▷ *Pluto im Schützen:* Verwachsungen im Hüft- und Oberschenkelbereich.

Die Aussagen werden immer kürzer, denn je weiter der Planet von der Sonne entfernt ist, desto länger hält er sich in einem Zeichen auf, desto eher bezeichnet er Generationenaspekte, desto mehr muß man auf die Stärke des Planeten achten. Die Wirkung eines Planeten ist dann größer,

▷ wenn er sich in einem Zeichen aufhält, das seine Eigenschaften verstärkt, also bei Mars im Widder, Saturn im Steinbock, Uranus im Wassermann, Neptun in den Fischen, Pluto im Skorpion.

▷ wenn er rückläufig ist, d.h. wenn er sich zur Zeit der Geburt entgegen dem Tierkreis bewegt.

▷ wenn er Spannungsaspekte zu Sonne oder Mond eingeht,

▷ wenn er in der Nähe einer der vier Hauptpunkte des Horoskops steht, AC, MC, DC oder IC,

▷ wenn seine Wirkung durch Aspekte mit ähnlich wirkenden Planeten, wie z. B. Sonne und Mars, verstärkt wird.

Planetengruppen

Leider kann man Planeten nicht so logisch und systematisch einteilen wie die Tierkreiszeichen, doch sind deutlich einige Gruppen unterscheidbar. Zum Beispiel hat sich folgende Dreierteilung bewährt:

Aktive Planeten	Passive Planeten	Neutrale Planeten
Sonne	Mond	Merkur
Mars	Venus	Pluto
Jupiter	Saturn	
Uranus	Neptun	

Die aktiven Planeten geben Energie ab und verbrauchen dabei Stoffe, im Fachausdruck heißt das, sie sind katabolisch. Die passiven Planeten lösen Energiefelder auf und bauen aus der Nahrung neues Gewebe, Fachausdruck: anabolisch. Jeder Planet kann durch seinen Gegenpol abgeschwächt werden. Merkur kann durch Mond und Jupiter, Pluto durch Sonne und Pluto selbst kompensiert werden. Die Stärken der Planeten sind ungleichmäßig verteilt. So wirken Sonne und Mars viel kräftiger als ihre Widerparte. Saturn ist meist stärker als alle anderen Planeten. – Geht man vom Prinzip des Ausdehnens und Zusammenziehens aus, muß man in dieser Tabelle Uranus und Neptun vertauschen, wobei aber Neptuns Wachstumsprinzip eher schwächt und Uranus' Kontraktionsvermögen meistens Strukturen zerstört.

Eine zweite Einteilung geht von »harten« und »weichen« Planeten aus. Harte Planeten bereiten bei Aspekten eher Schwierigkeiten als weiche. Außerdem wirken sie stärker. Zu den harten Planeten gehören Sonne, Mars und Saturn, zu den weichen Mond, Merkur, Venus und Jupiter. Die Zuordnung der äußeren Planeten ist nicht ganz klar; meistens machen sie auch Probleme.

Interessanterweise stimmt diese Einteilung mit der Entstehung des Menschen aus den drei Keimblättern überein. Aus dem inneren Keimblatt gehen in erster Linie die Verdauungsorgane sowie Leber und Bauchspeicheldrüse als Jupiterorgane hervor, außerdem das Venusorgan Schilddrüse, die Mondorgane Harnblase und Prostata. Hier sind also die weichen Planeten zuständig.

Aus dem äußeren Keimblatt entstehen Haut, Sinneszellen und Nerven. Das entspricht den Planeten Merkur und Venus. Das mittlere Keimblatt erzeugt Muskeln, Knochen und Herz, was den harten Planeten Mars, Saturn und Sonne entspricht.

Aspekte – Winkelbeziehungen der Planeten

Aspekte, also Winkelbeziehungen zwischen den Planeten zur Zeit der Geburt, gehören zum wichtigsten Diagnoserüstzeug des Astrologen. Man unterscheidet folgende Arten von Aspekten:

▷ Die harten Spannungsaspekte sind die eigentlich krankmachenden Faktoren im Horoskop. Dazu gehören das *Quadrat* (90 Grad), die *Opposition* (180 Grad) und oft auch die *Konjunktion* (0 Grad).

▷ Die weichen Spannungsaspekte wirken wie eine ständige, milde Irritation. Dazu gehören das *Halbquadrat* (45 Grad) und das *Eineinhalbquadrat* (135 Grad).

▷ Die harmonischen Aspekte sind vor allem wichtig für Regenerations- und Heilungsprozesse. *Sextil* (60 Grad) und *Trigon* (120 Grad) schaffen eine stabile Zusammenarbeit zwischen den beiden Planeten.

▷ Die Bedeutung der *Quinkunx* (150 Grad) ist umstritten. Manche Autoren weisen ihr ebenfalls eine krankmachende Wirkung zu.

Kein Aspekt ist genau. Je größer die Abweichung vom Idealwinkel – der sogenannte Orbis – ist, desto schwächer wirkt die Planetenverbindung. Besonders stark sind die Aspekte mit einem Orbis kleiner als ein Grad zu bewerten, während jenseits von fünf Grad die Wirkung rapide absinkt. Übrigens verwenden andere Autoren weitere Aspekte, bis zu 7½ Grad und darunter. Auch das hat seinen Sinn, doch reichen die harten und weichen Spannungsaspekte zunächst völlig aus. Man kann mehr aus ihnen lesen, als zunächst vermutet. – Im folgenden sind immer Spannungsaspekte gemeint.

Wie deutet man Aspekte? Der einfache Fall liegt dann vor, wenn zwei Planeten mit unterschiedlicher Stärke miteinander verknüpft sind, beispielsweise Mond mit Mars. Dann übt der starke Planet eine *Wirkung* auf die *Organe* bzw. auf sonstige biologische Entsprechungen des schwachen Planeten aus. Hier würde sich also die typische Marswirkung auf die Mondorgane, -systeme und -funktionen erstrecken.

Wenn aber beide Planeten gleich stark sind, etwa Saturn und Neptun, dann muß man die Deutungsregel zweimal anwenden. In diesem Fall übt der Saturn eine Wirkung auf Neptundinge aus, der Neptun eine Wirkung auf Saturnangelegenheiten. Diese Doppeldeutung macht dem Anfänger zunächst Schwierigkeiten, man gewöhnt sich aber schnell daran. Beide Aussagen müssen nicht unbedingt etwas miteinander zu tun haben; ist aber eine Verbindung herstellbar, kommt dem Aspekt eine besondere Bedeutung zu.

Eine zusätzliche Deutung ergibt sich, wenn man die Stellung der Aspektplaneten in den Tierkreiszeichen auch noch berücksichtigt. So sind differenziertere Aussagen möglich, d.h. die Wirkung auf bestimmte Organe oder Bereiche kann eingegrenzt werden. Bei der Besprechung der Aspekte wurde darauf verzichtet, da es zu weit führen würde. Auch die folgende Aufzählung ist nur als Grundwissen zu betrachten. Das wahre Wissen kommt mit der Übung in der Praxis.

Widersprüchliche Aussagen sollten hierbei nicht abschrecken, sie sind ganz normal. Glücklicherweise, muß man hinzufügen, denn die Menschen sind keine Maschinen aus einem Guß, sondern widersprüchliche Wesen. Es liegt am Menschen, diese Widersprüche zu einem harmonischen Ganzen zu vereinen.

Es sollen auch hier nur die wesentlichen Planeten betrachtet werden, d. h. die krankmachende Wirkung der Konstellationen der kritischen Planeten Mars, Saturn, Uranus, Neptun und Pluto untersucht werden. Die Stichworte zu jedem Aspekt leiten sich zwanglos aus der Wirkung und Bedeutung der beteiligten Aspektpartner ab; meist ist damit auch schon das Wesentliche gesagt. Es werden dem Gesagten keine gutgemeinten Ratschläge beigefügt, der jeweils Betroffene sollte lieber einen kompetenten Heiler aufsuchen.

Aspekte des Mars

▷ *Mars – Sonne:* Entzündung der Zellen, Erhitzung des Körpers

Mars-Sonne-Aspekte verweisen auf die rasche, manchmal zu heftige Reaktion gegen Eindringlinge, was schnell zu Fieber führt, den Körper aber auch Verbrennungen, Sonnenstich oder körperlicher Gewalt aussetzt.

▷ *Mars – Mond:* Übersäuerung des Magens, Entzündung der Lymphorgane

Es kann zu Entzündungserscheinungen im Bereich der Lymphknoten, der Mandeln, des Blinddarms, der Milchdrüsen und der Gebärmutter kommen. Auch das linke Auge, das Augenlicht ganz allgemein, kann betroffen sein. Fiebrige Vorgänge im Gehirn sind ebenfalls möglich.

▷ *Mars – Merkur:* Entzündungen der Nerven

142

Wie schon die Stichworte ausdrücken, kann es zur Überreizung der Nerven, zu Nervenentzündungen und nervlich bedingten fiebrigen Zuständen kommen. Ist der größte Nerv des Menschen, der Ischiasnerv, betroffen, dann weist dieser Aspekt auf die Tendenz zu Ischias hin.

▷ *Mars–Venus:* Entzündungen der Venen

Auch hier ist schon alles gesagt: Venenentzündungen und Krampfadern können eine Folge dieses Spannungsaspektes sein. Venus steht auch für die Haut, so daß es zu Eruptionen auf der Haut kommt. Eine Vorstufe dazu ist die lästige Akne. Drüsen können betroffen sein, die sich entzünden. Bei Frauen kann die Menses Schmerzen verursachen oder zu heftig kommen. Es besteht die Gefahr von Nierenentzündungen.

▷ *Mars–Jupiter:* Energie + Energie

Auch des Guten kann zuviel sein. So deutet dieser Aspekt darauf hin, daß sich der Betreffende total verausgabt und dann plötzlich zusammenbricht, oder daß sich die gewaltigen Energien stauen und Organe schädigen. Das gilt besonders für die Jupiterorgane Leber, Bauchspeicheldrüse und Lunge, die mit Entzündungen reagieren.

Bezüglich der übrigen Marsaspekte siehe die anderen Planeten.

Aspekte des Saturn

▷ *Saturn–Sonne:* Verhärtungen in den Kreislauforganen

Im Herzen lagern sich glücklicherweise keine Steine ab, doch kann es durch Saturn zur »Unterkühlung« kommen, was in diesem Fall mangelhafte Durchblutung bedeutet. Das kann sich durch Stiche im Herzen bemerkbar machen. In den Arterien lagert sich Kalk ab, es kommt zu Arteriosklerose. Menschen mit diesem Aspekt können vorzeitig altern, doch kann auch das genaue Gegenteil zutreffen, indem die Lebensenergien bewahrt werden. Jedenfalls besitzt dieser Mensch wenig innere Wärme; er friert oft

und scheut die Kälte. Saturn hat übrigens auch mit Erblei-
den zu tun, darum kann bei diesem Aspekt in den Zellen
übles Erbgut schlummern.

▷ *Saturn–Mond:* Mangelerscheinungen in den Körperflüssigkeiten

In erster Linie wird durch diesen Aspekt das Gemüt
betroffen, Schwermut, düstere und »verhärtete« Gefühle
drohen dem Betroffenen, außerdem kann sich der Aspekt
auf den Wasserhaushalt beziehen, der dann oft chronisch
gestört ist; es kann zu Harnverhaltung kommen. Die
Schleimhäute produzieren wenig Flüssigkeit, die Lymphknoten neigen zu Verhärtungen, Milch liegt »wie ein
Stein«, hier erkennt man den Saturn, im Magen. Da die
Körperflüssigkeiten, besonders das Blut, Nahrung und
Sauerstoff zu den Geweben transportieren, kommt es zur
mangelhaften Durchblutung der Organe mit all den üblen
Folgen. Saturn hält auch das Eisen im Blut zurück und
führt möglicherweise zur Steinbildung in der Galle. Im
Magen kommt es leicht zu Untersäuerung, Hypo-Acidität
genannt.

▷ *Saturn–Merkur:* Blockade der Nerven

Durch die Blockierung von Nervenleitungen kann es, so
paradox das klingt, zu Schmerzen kommen. Vor allem aber
werden die Impulse der Sinnesorgane nicht adäquat ans
Gehirn weitergeleitet. Im Extremfall kommt es zur Verhärtung oder Verknotung der Nervenzellen selbst mit den für
diese Krankheiten typischen Folgen. Da dem Merkur auch
die Lungen unterstehen, können Krankheitssymptome
ähnlich wie bei »Saturn in den Zwillingen« auftreten.

▷ *Saturn–Venus:* Mangelhafte Drüsenfunktion

Durch Saturn kommt es zu Verhärtungen und Blutman-
gel in einer oder in mehreren Drüsen, dadurch wird deren
Funktion eingeschränkt; ein Beispiel für diese Fehlfunktion ist der Kropf. Auf der Haut kommt es zu Verhornun-
gen, die Haare werden brüchig und fallen aus. Betroffen

sind möglicherweise auch die weiblichen Geschlechtsorgane, bei denen es zu Durchblutungsstörungen kommt, und die Nieren, in denen sich Steine ablagern können. Auch die Menses kann verzögert sein.

▷ *Saturn–Mars:* Blockade aller Energien

Das ist der klassische *Todesaspekt.* Ebertin bezeichnet ihn noch genauer als »Erstickungstod«. Mars rennt wütend gegen Mauern, die ihn nicht durchlassen. Unter der harten Schicht des Saturn glimmt ein Feuer, das durch einen jahrelangen Schwelbrand Organe langsam vernichten kann. Menschen mit diesem Aspekt kommen immer wieder in todesähnliche Situationen oder begegnen anderen Menschen, die mit dem Tod konfrontiert sind. Aber sie überleben alle Gefahren, die sie oft selbst provozieren. Die Auswirkungen dieses Aspekts sind so mannigfaltig, daß man sie gar nicht alle aufzählen kann. Sie reichen vom harmlosen Heuschnupfen, betreffen Entzündungen der Knochenhaut und können bei Krebserkrankungen enden, die oft in jungen Jahren erfahren – und überlebt werden. Häufig entstehen rheumatische Erkrankungen: Arthritis, Arthrose, Gicht. Die Gelenkschmiere entzündet sich, Muskeln können blockiert, das Herz als größter Muskel in Mitleidenschaft gezogen werden. Oft ergeben sich Allergien. Mars führt zu einer heftigen Reaktion, Saturn blockiert sie. Als Ergebnis richten sich Aggressionen nach innen.

Dieser Aspekt birgt in sich ungeheure Energien, die man auch positiv nutzen kann, etwa wenn man den Spieß umdreht und selbst todesähnliche Situationen sucht und bewältigt. Dafür gibt es viele Beispiele. Reinhold Messner begibt sich mit seinem Mars-Saturn-Quadrat in die Todesregion der höchsten Berge, und er verschärft seine Situation noch durch eine Reihe von Zusatzmaßnahmen, die ihn im Auge des normalen Bürgers als verrückt erscheinen lassen. Wer den Aspekt in seinem Horoskop entdeckt, muß aber nicht diesem wagemutigen und geübten Bergsteiger nacheifern. Ein Ausleben des Aspekts kann auch auf der Intensivstation oder im Sterbetrakt eines Krankenhauses erfolgen, beim Noteinsatz des Roten Kreuzes, zum Beispiel bei schweren Verkehrsunfällen, beim Seenotrettungsdienst, bei der Feuerwehr usw. Am harmlosesten lebt man den Energiestau in einem ähnlich gearteten Kampfsport aus, beispielsweise beim Karate.

▷ *Saturn–Jupiter:* Chronische Organerkrankungen

Durch Saturn kann es zu Verhärtungen in der Leber oder in den Lungen kommen. Letzteres deutet auf die Knotenbildung bei TBC hin, ersteres möglicherweise auf eine Schrumpfleber oder zumindest eine chronische Leberunterfunktion. Dadurch wird zu wenig Galle produziert, was die Verdauung beeinträchtigt. Die Gewebsregeneration kann betroffen sein.

▷ *Saturn–Uranus:* Rhythmusblockade und plötzliche Knochenbrüche

Es kann zu plötzlichen Blockaden kommen. Elektrische Spannungen, die für Uranus typisch sind, können sich nicht entladen, da sie durch Saturn blockiert werden. Sie stauen sich, brechen plötzlich hervor, zerstören feste Strukturen. Konkret sind damit schockartige Zustände gemeint. Auch Nerven können blockiert werden, dann ergeben sich Symptome ähnlich denen, wie sie bei Saturn–Merkur besprochen wurden. Elektrizität und Strahlen können Gefahren mit sich bringen.

▷ *Saturn–Neptun:* Ablagerung von Giften und Auflösung fester Strukturen, wie z. B. Knochen, Knorpel, Horn

Ein recht schwieriger Aspekt, der zur langsamen inneren Vergiftung oder Organzersetzung führen kann und zu seiner Heilung eine langwierige Entgiftung nötig macht. Knochen können eitern, durch die Einlagerung von Giftstoffen kommt es zu Wucherungen. Infektionsgifte bleiben langfristig im Körper. Oft wirkt sich der Aspekt als Hautkrankheit aus, was darauf hindeutet, daß der Körper auf normalem Weg seiner Entgiftungsfunktion nicht nachkommt. Hier helfen nur tiefgreifende Säuberungen, etwa durch Schwefel in hoher Potenz oder durch eine Fiebertherapie.

▷ *Saturn–Pluto:* Wucherungen, besonders in den Knochen

Wieder ein schwieriger Aspekt, der besonders Verhärtung, auch im seelischen Bereich, anzeigt. Beim Knochenwachstum, für das Saturn zuständig ist, kommt es durch Pluto zu Störungen. Umgekehrt verhärtet Saturn die Wucherungen und Erbfehler des Pluto. Organe können sich langsam zersetzen, denn unter der Oberfläche, wo beide Planeten wirken, kommt es zu bösartigen Veränderungen.

Aspekte des Uranus

▷ *Uranus–Sonne:* Störungen des Herzrhythmus

Durch Unregelmäßigkeiten des Herzschlags kommt es zu verstärktem Herzklopfen, im Extremfall zu Herzflimmern und zum gefürchteten Herzinfarkt. Der Blutdruck ist unregelmäßig. Uranus bringt Spannung in jede einzelne Körperzelle, so daß die Auswirkungen des Aspekts alle möglichen Seiten des Menschen erfassen können. Jedenfalls steht er immer unter Hochspannung und möchte manchmal aus der Haut fahren.

▷ *Uranus–Mond:* Magenstörungen

Mehr noch als bei Uranus-Sonnen spürt man hier die inneren Spannungen. Das kann mannigfaltige körperliche Folgen haben, von der nervös bedingten Magenverstimmung über die Schädigung der Funktionen des weiblichen Geschlechtsapparats und der Milchdrüsen. Bei allen Organen kommt es zu Unregelmäßigkeiten. So wird manchmal zuviel Speichel abgesondert, am anderen Tag ist der Mund ganz ausgetrocknet. Alle Mondorgane, also auch das Gehirn, stehen unter elektrischer Spannung.

▷ *Uranus–Merkur:* Störungen der Nervenleitung

Da Uranus mit Elektrizität zu tun hat, führt diese Verbindung zu elektrisch bedingten Störungen der Nervenübermittlung. Das spürt man besonders bei Wetterwechsel oder in elektrischen Reizzonen. Als Folge können sich Migräneanfälle, aber auch Gleichgewichtsstörungen einstellen. Zahlreiche nervös bedingte Leiden können als Folgekrankheiten auftreten. Im allgemeinen ist dieser Aspekt aber nicht so schlimm, denn Merkur und Uranus passen gut zusammen.

▷ *Uranus–Venus:* Drüsenstörungen und elektrische Spannungen

Einige Drüsen können unregelmäßig funktionieren, d. h. teils über-, teils unterproduktiv tätig sein. Die Schilddrüse beispielsweise wirkt sich dann negativ auf Verdauung und Allgemeinbefinden aus. Bei unregelmäßiger Funktion der weiblichen Keimdrüsen treten Menstruationsunregelmäßigkeiten auf. Sind die männlichen Keimdrüsen betroffen, treten möglicherweise Potenzschwierigkeiten infolge Fehlverhaltens der Prostata auf. Auch Haut und Haare können betroffen sein; sie stehen unter Spannung, was man beim Bürsten und Kämmen merkt.

▷ *Uranus–Mars:* Heftige Spannungen

Wenn die beiden »Explosionsplaneten« zusammenkommen, stieben die Funken. Solange sie das tun, gibt es nur geringe Schwierigkeiten. Werden aber die großen inneren Spannungen unterdrückt, machen sich zahlreiche, oft unerwartete Folgen bemerkbar. Hauptfolge: Alkoholismus oder andere Drogenabhängigkeiten. Das kommt daher, daß diese Menschen ihren inneren Spannungszustand zu betäuben versuchen. Plötzliche Verletzungen durch Schläge, Stiche, Verbrennungen und Elektrizität, vor allem durch unbedachte Bewegungen sind angezeigt. Es besteht eine erhöhte Unfallgefahr beim Autofahren durch zu hastige und heftige Reaktionen. Gefahren drohen

148

ganz allgemein von Maschinen, die mit Elektrizität, typisch für Uranus, und/oder Bewegung, typisch für Mars, zu tun haben. Durch den Uranus kann es zu Muskelkrämpfen, zu spastischen Erscheinungen kommen, die sogar eine kurzfristige Lähmung nach sich ziehen können.

Auch hier gilt, daß es besser ist, den Aspekt auszuleben. Einen Kampfsport, bei dem die heftige, plötzliche Reaktion gefordert ist, auch manche südliche Folkloretänze, die Mars-Uranus-Charakter haben, wirken sich günstig aus. Die inneren Spannungen sollten sofort abgebaut werden.

▷ *Uranus–Jupiter:* Verdauungsprobleme

Durch diesen Aspekt kann es zu Unregelmäßigkeiten in der Produktion von Verdauungsenzymen kommen, was sich oft als Verstopfung oder Durchfall äußert. Im allgemeinen aber wirkt sich der Aspekt kaum im körperlichen Bereich aus.

▷ *Uranus–Saturn:* siehe Saturn–Uranus

▷ *Uranus–Neptun:* Bewußtseinstrübungen

Als Generationsaspekt, bei dem nur äußere Planeten betroffen sind, kommt ihm kaum individuelle Bedeutung zu. Gefahren drohen hauptsächlich von bewußtseinserweiternden Drogen, die zu tiefen Bewußtlosigkeiten oder zu totaler Desorientierung führen. Manche Autoren deuten ihn auch als Schilddrüsen- oder Nebennieren-Fehlfunktion.

▷ *Uranus–Pluto:* Besessenheit

Auch hier sind mehr geistige Prozesse und Funktionen angesprochen. Es herrscht eine Art über-elektrischer Spannungszustand mit unvorhersehbaren Auswirkungen, meist psychischer Natur. Das kann bis zu Geisteskrankheiten führen, aber nur dann, wenn die Planeten Sonne, Mond, Merkur, Venus und Mars betroffen sind. Sexuelle Besessenheit, Atemstörungen und spastische Lähmungen sind möglich.

Aspekte des Neptun

▷ *Neptun–Sonne:* Kreislaufschwäche

Nicht nur Herz und Kreislauf können geschwächt sein, sondern der ganze Körper. In jeder Zelle kann sich Gift ansammeln, mit sehr unterschiedlichen Auswirkungen. Menschen mit diesem Aspekt fühlen sich oft lahm, schwach, hilflos oder deprimiert. Sie frieren leicht. Durch einen eventuellen Mangel des Sonnenmetalls Magnesium kann es zu Muskelschwäche oder -krämpfen kommen. Negative Energien können ungehindert in den Körper dringen. Gifte werden schlecht eliminiert, Zellwände lösen sich auf. Die Aura des Menschen ist geschädigt. Am besten hilft hier Sonne in all ihren Erscheinungen; man sollte oft Sonnenbäder nehmen und Sonnenpflanzen (siehe Seite 107) einnehmen.

▷ *Neptun–Mond:* Abwehrschwäche

Da die beiden Planeten gut zusammenpassen, verstärken sie sich in ihren negativen Eigenschaften. Körperflüssigkeiten fließen langsam oder sind vergiftet. Besonders die Lymphe kann ihre Rolle als Produzent von Abwehrstoffen nicht richtig ausüben. Als Ergebnis davon treten gehäuft Infektionskrankheiten und -herde auf, z. B. in den Zähnen oder in den Stirnhöhlen. In den Mandeln und im Blinddarm können sich Gifte ansammeln und zu Eiterungen oder Entzündungen führen. Die weiblichen Brust- und Keimdrüsen, und die männliche Prostata, weisen Unterfunktion auf. Die Augen sind durch Hornhaut- oder Glaskörpertrübungen betroffen. »Unreines« Blut kann ebenfalls Folge dieses Aspekts sein. In den Geweben sammelt sich in Form von Ödemen oder als Wassersucht Wasser an.

Mangel am Mondmetall Kalium beeinflußt negativ die Nervenleitung und die Regenerationsfähigkeit geschädigter Zellen.

Bei diesem Aspekt helfen Blutreinigung und Lymphdrainage sowie eine allgemeine Steigerung der Abwehrkräfte.

▷ *Neptun–Merkur:* Nervenschwäche

Ein Mensch mit diesem Aspekt muß nicht unbedingt nervös sein. Im Gegenteil, durch die verschleiernde Wirkung des Neptun wirkt er eher stumpfsinnig oder abwesend. Manches nimmt er überhaupt nicht wahr, doch ist er gegen andere Sinneseindrücke, z. B. Schmerz, übersensibilisiert. Es kann zum zeitweisen Aussetzen des Bewußtseins kommen und zu einer verzerrten, illusorischen Wahrnehmung der Realität. Der Aspekt muß nicht unbedingt körperliche Auswirkungen haben.

▷ *Neptun–Venus:* Drüsenschwäche

Die Funktion bestimmter Drüsen kann eingeschränkt sein, was beispielsweise dazu führt, daß zu wenige Verdauungsenzyme produziert werden. Die Folgen davon sind Verdauungsstörungen und Darmträgheit. In den Eierstökken können sich Gifte ansammeln, es kann zu Zeugungsschwäche kommen. Auch die Haut wird zum Giftreservoir, was zu den üblichen Erscheinungen bei unreiner Haut führt. Bei einer Schwäche der Schilddrüse kommt es zu einer allgemeinen Schlaffheit und Trägheit. Bei Nierenschwäche kann zuviel Harnsäure im Blut kreisen, die sich dann in den Gelenken ablagert.

▷ *Neptun–Mars:* Gelähmte Infektionsabwehr

Ähnlich wie bei Mond–Neptun besteht eine mangelhafte Abwehr von Eindringlingen, was die Gefahr von Infektionskrankheiten erhöht. Die Bildung roter Blutkörperchen ist beeinträchtigt, so daß es zu Blutarmut kommen kann, mit den zu erwartenden Folgen: die betroffenen Organe werden zu wenig durchblutet und sind damit krankheitsanfällig. Zudem transportiert das Blut Gifte. Muskelschwäche, im Extremfall Muskelschwund, kann die Folge sein. Die männlichen Zeugungsorgane können geschwächt sein, was zu Erektionsproblemen, zu Impotenz und Sterilität führen kann. Die Nebennieren produzieren zu wenig Adrenalin. Eine Folge davon ist die Unterzuckerung (Hypoglykämie).

Auch hier ist eine tiefgehende Blutreinigung sowie eine Stärkung des gesamten Abwehrsystems und der Muskeln angezeigt.

▷ *Neptun–Jupiter:* Leberschwäche

Die Leber kommt ihrer Entgiftungsfunktion nicht richtig nach. Bei der Schwächung eines so wichtigen Organs kann es zu ganz unterschiedlichen Erscheinungen kommen. Das Blut ist ebenso betroffen wie die Verdauung. Die Regenerationsfähigkeit und das Ausheilen geschädigten Gewebes sind beeinträchtigt. Fehldiagnosen kommen gerade hier häufig vor, da Neptun die Schädigung eines Organs, und damit auch die Urteilskraft des Arztes, verschleiert.

▷ *Neptun–Saturn:* siehe Saturn–Neptun

▷ *Neptun–Uranus:* siehe Uranus–Neptun

▷ *Neptun–Pluto:* Unerkannte Krankheiten

Da in den letzten vierzig Jahren ein harmonisches Sextil zwischen Neptun und Pluto vorherrschte, sind negative Auswirkungen kaum zu befürchten, höchstens, wenn sich noch andere Planeten in Spannungsaspekten beteiligen. Nach Ebertin soll diese Planetenverbindung auf eine heimtückische, schmerzlose, unerkannte Krankheit hinweisen.

Aspekte des Pluto

▷ *Pluto–Sonne:* Gestörter Zellhaushalt

Da Pluto die genetische Struktur prägt und auch deformiert, kommt es bei diesem Aspekt zu Störungen der Zellatmung – einer notwendigen, aber keineswegs hinreichenden Voraussetzung für die Entartung des Zellwachstums bei Krebs. Tumore, Zysten und Geschwülste bilden sich. Auch Herz und Kreislauf können beeinträchtigt werden, indem sich eine »eiserne Faust« um das Herz legt, sich also Angina-pectoris-Anfälle einstellen.

Es empfiehlt sich eine Normalisierung des Zellhaushalts durch das Sonnenmittel Gold, homöopathisch verabreicht, oder durch Hefe.

▷ *Pluto–Mond:* Besessenheit

Es muß nicht unbedingt der nächste Exorzist aufgesucht werden, wenn man diesen Aspekt im Horoskop entdeckt. Doch kommt es häufig zu Zwangsvorstellungen, die mit Schlangen oder Spinnen, zwei typischen Plutowesen, zu tun haben, was sich natürlich auf die Psyche auswirkt. Außerdem kann es zu Blutserumsstörungen kommen. Viren können sich in den Lymphknoten, in den Milchdrüsen, in der Gebärmutter festsetzen, oder allgemein in den Schleimhäuten, selbst im Gehirn. Der Aspekt begünstigt das Wachstum von Tumoren in diesen Organen. Im allgemeinen wirkt sich der Aspekt seelisch aus.

▷ *Pluto–Merkur:* Zwanghaftes Denken

Auch dieser Aspekt wirkt sich hauptsächlich seelisch aus. Menschen mit dieser Planetenverbindung sind fasziniert von der Ausübung geheimer, magischer Macht, etwa in Form von Hypnose. Von dort kommt auch die Gefahr, was wiederum auf Besessenheit hindeuten kann. Das kann zu Nervenüberreizung und schließlich zu einem Nervenzusammenbruch führen.

▷ *Pluto–Venus:* Übersteigerte Drüsentätigkeit

Pluto umschließt die Venusorgane mit eiserner Faust, und diese reagieren mit Überfunktion. So kann es zu einer Überfunktion der Schilddrüse mit Hektik und leichtem Dauerdurchfall kommen, zu einer Übersteigerung des Geschlechtstriebs, was nicht unbedingt krankhaft ist, auch zu zwanghaften Wachstumsvorgängen in den Eierstöcken, den Brustdrüsen und den Nieren. Die Niere funktioniert zu gut, sie produziert zu viel Urin, was zu schlechter Harnverhaltung führen kann.

▷ *Pluto–Mars:* Gewalt

Der klassische Gewaltaspekt der Astrologie führt zu allen möglichen Formen der Gewalteinwirkung: Gewalt durch Menschen, Bisse durch wilde Tiere, Stiche giftiger Insekten, Spinnen und Skorpione, Verbrennungen und Verbrühungen. Oft wird der Aspekt stellvertretend über andere Menschen ausgelebt, was ihn nur schlimmer macht. Es kann auch zu einer Übersteigerung des Sexualtriebs kommen und zu einer Überbeanspruchung der Muskeln. Die Folgen sind nicht vorhersehbar, beziehen sich aber eher auf seelische denn auf körperliche Bereiche. Auch hier gilt das beim Todesaspekt Gesagte: Man sollte versuchen, diesen Aspekt auszuleben.

▷ *Pluto–Jupiter:* Zwanghafte Regeneration

Die dem Jupiter unterstehende Regeneration von Gewebe kann zu gut funktionieren. Wucherungen gutartiger Natur sind das Ergebnis. Auch kann es durch Pluto zu Virusinfektionen der Leber, manchmal auch der Lunge kommen.

Bezüglich der übrigen Plutoaspekte siehe die Planeten Saturn, Uranus und Neptun.

Bei Deutungen soll die medizinisch anerkannte Realität nicht verwirren. Vorhandene Krankheiten entsprechen nicht immer den Anlagen des Menschen oder den Ursachen der Erkrankung. Die Ursache für den Herzinfarkt liegt in einer Arteriosklerose, die wiederum durch eine Störung des Fettstoffwechsels bedingt ist, was auf defekte Gene zurückgeführt werden kann. Also ergibt sich in diesem Fall eine Kette von Sonne, sie beherrscht das Herz, über Saturn, er ist für die Verkalkung verantwortlich, zu Jupiter, der den Fettstoffwechsel reguliert, und Pluto, der genetische Schäden verursachen kann. Nicht alles davon muß im Horoskop sichtbar sein. Die tieferliegenden Ursachen aber erkennt man in den Konstellationen der Gestirne, und das macht den Wert einer astromedizinischen Analyse aus, die nicht von Symptomen ausgeht, sondern von tiefverborgenen Qualitäten, welche im Schoß der multidimensionalen Zeit schlummern und darauf warten, erweckt zu werden.

Krankheiten –
astrologisch betrachtet

Man könnte hier die Faktoren des Horoskops aufzählen, die auf eine bestimmte Krankheit hindeuten. Das allerdings wäre sehr gefährlich, denn jeder würde sofort nachsehen, was für ihn zutrifft, und dann alle möglichen und viele unmöglichen Gebrechen entdecken, an denen er zu leiden hat. Das könnte leicht zu einer sich selbst erfüllenden Prophezeiung führen. Und zweitens ist das gar nicht möglich, wie bereits die These »im Horoskop sind keine Krankheiten erkennbar« (siehe Seite 19) zum Ausdruck bringt.

Dagegen kann die astropsychologische Betrachtungsweise von Krankheiten viele teilweise überraschende Einsichten und auch praktische Hinweise geben. Das soll jetzt für ein paar ausgewählte Krankheiten bzw. Krankheitskomplexe durchgeführt werden.

Krebs

Die Krankheit Krebs hat tatsächlich mit dem Zeichen gleichen Namens zu tun. Das bedeutet nicht, daß Menschen mit Sonne im Krebs häufiger daran erkranken. Doch das seltsame Phänomen der »richtigen« Namensgebung trifft auch hier zu.

Typische Krebsgegenden im astrologischen Sinn (siehe Seite 72) sind stille Gewässer im Wald, kleine Tümpel oder verschlammte Seen, sowie moorige, feuchte, sumpfige Stellen. Dort tritt ein Prozeß auf, welcher der üblichen Sauerstoffverwertung bei den meisten Lebewesen, nämlich der Atmung, voranging und heute nur noch von einigen Bakterienstämmen praktiziert wird, aber auch von den Muskeln, wenn Sauerstoffmangel herrscht: die Gärung. Bei der alkoholischen Gärung entsteht Alkohol, bei der Milchsäuregärung Milchsäure, die bei Überbeanspruchung der Muskeln von den Muskeln produziert wird und zum Muskelkater führt. Bei der Verwesung organischer Stoffe entsteht Methangas.

Diese Form der Energiegewinnung tritt anscheinend auch bei Krebszellen auf. Anstelle der normalen Sauerstoffatmung schalten Krebszellen auf Gärung um. Darum gehört zu den wichtigsten Mitteln der Krebsbekämpfung die Wiederherstellung der normalen Zellatmung. Sauerstoff, der, wie die meisten Säurebildner, dem Mars untersteht, vernichtet die typische Krebsstruktur. Deshalb wird von manchen Autoren auch Vitamin C als unterstützende Maßnahme zur Bekämpfung dieser seltsamen Entartung empfohlen, denn Askorbin – so heißt sein Wirkstoff – wirkt oxidierend.

Und nun zur Psyche. Die typische Krebshaltung, im negativen Extrem, liegt darin, Ärger hinunterzuschlucken, weshalb auch der Magen oft in Mitleidenschaft gezogen ist, Gefühle zu verbergen, eigene Bedürfnisse zugunsten der Umwelt zu unterdrücken, z.B. die Mutter, die sich für ihre Kinder aufopfert, und gewachsene Strukturen anzuerkennen. Diese psychische Konstellation ist nach neueren Forschungen ein typischer Krebs-Risikofaktor. Oft geht eine solche Einstellung der Krebserkrankung voraus, was nicht unbedingt heißt, daß sie diese verursacht. Doch denken wir in der Astrologie ohnedies nicht in den üblichen kausalen Kategorien.

Und schließlich eine dritte Analogie. Einige Fachleute

vertreten die Meinung, jede Krebserkrankung nehme ihren Ausgangspunkt im Magen – dem astrologisch gesehenen, typischen Krebsorgan. Ebenso ist das weiche Bindegewebe ein guter Nährboden für Krebszellen, es untersteht ebenfalls dem Zeichen Krebs.

Diese Analogien und Vergleiche liefern schon gute Erkenntnisse. Doch wirklich interessant und wertvoll wird die Astrologie durch Angabe von *Gegenmitteln*, natürlich immer im astrologischen Sinn. Dazu nehmen wir einfach die *Gegenzeichen* zum Zeichen Krebs.

Als erstes betrachten wir das Oppositionszeichen Steinbock. Sein Grundprinzip ist das des zähen Anklammerns, also auch des stetigen und nicht zu brechenden Willens zum Überleben. Und genau das wird in psychologischen Krebstherapien gefördert: Nicht unterkriegen lassen, nicht aufgeben, sondern weiterleben wollen. Ein weiteres typisches Steinbockprinzip liegt in der Kargheit seiner Ernährung, im Austrocknen. Tatsächlich halten Vertreter von Naturheilverfahren das »Aushungern« der Krebszellen für eine geeignete und erfolgreiche Therapie. Durch eine sechswöchige Fastenkur, bei der nur der Saft der Roten Bete getrunken werden darf, welcher offensichtlich krebsdämpfende Stoffe enthält, sollen Krebserkrankungen kuriert werden können.

Neben dem Oppositionszeichen unterscheiden sich die Nachbarzeichen ganz wesentlich von jedem Tierkreiszeichen. Die Nachbarzeichen des Krebs sind die Zeichen Zwillinge und Löwe.

Zwillinge steht für geistige Kontakte und intellektuelle Neugier. Gerade diese aber lassen Krebskranke oft vermissen, leider auch bedingt durch unseren Krankenhausbetrieb und unsere gesellschaftlichen Vorurteile und Ängste. »Kranke brauchen Ruhe« argumentiert man, und isoliert diese Menschen, die eigentlich zwillinghaft leben sollten. Denn durch Gespräche und Kontakte, durch Schulung des

Verstands, durch Witz und Erotik würde der Krankheit viel von ihrem Schrecken und ihrer Wirksamkeit genommen.

Am wichtigsten aber sollte das Löwezeichen beurteilt werden. Haben Sie schon mal von einem Herzkrebs gehört? Es gibt ihn, aber äußerst selten. Das typische Löweorgan scheint fast immun gegen eine krebsige Entartung seiner Zellen zu sein. Daraus können wir wertvolle Schlüsse ziehen. Das Herz arbeitet unermüdlich, gleichmäßig und kräftig. Also könnte auch stetige, nicht übertriebene oder verbissene Arbeit als psychosoziale Maßnahme dem Krebskranken helfen oder einer solchen Erkrankung vorbeugen. Das Zeichen Löwe liebt das Leben, lacht gern und genießt Essen, Feste und die Liebe in all ihren Erscheinungsformen. Genau das wird auch als seelische Kur zur Unterstützung anderer Krebsbekämpfungsmaßnahmen empfohlen: wieder fröhlich zu werden und, trotz allem, das Leben zu genießen und die verborgenen Gefühle dramatisch herauszulassen. Schließlich kontrastieren Löwegegenden stark mit Krebslandschaften. Der Löwe liebt die Sonne, die Weite, die Wärme und die Schönheit der Natur. Daraus kann man ableiten, daß dem Krebskranken die Übersiedelung oder zumindest der häufige Aufenthalt in typischen Löwelandschaften guttäte. – Ein Kuriosum zum Schluß: Würde es helfen, sich einen Löwen als Haustier zu halten? Wer weiß, was die Wissenschaft noch alles entdecken wird...

Zuckerkrankheit

Diese häufig angeborene Krankheit mit dem wissenschaftlichen Namen *Diabetes Mellitus* ist vor allem darauf zurückzuführen, daß die B-Zellen der Langerhansschen Zellen der Bauchspeicheldrüse zu wenig Insulin, den Gegenspieler des Adrenalins, produzieren. Das Ergebnis ist: Die Aufnahmefähigkeit der Zellen für Blutzucker (Glykogen) wird vermindert, der aus Fett und Eiweiß neugebildete Zucker bleibt im Blut, daher auch der Name »Hyperglykämie« = zuviel Zucker, und wird mit dem Harn ausgeschieden. Das führt einerseits zu starkem Harndrang und daher vermehrtem Durst, andrerseits zu Müdigkeit und Muskelschwäche, weil die Eiweißstoffe nicht für den Aufbau der Gewebe verwendet werden können. Die Ursache der angeborenen, also »jugendlichen« Diabetes liegt offenbar in einem sogenannten auto-aggressiven Akt, bei dem die körpereigenen Abwehrzellen die erwähnten B-Zellen auffressen oder beschädigen. Die Ursache der erworbenen, der »Alters-Diabetes« liegt in Übergewicht und Bewegungsmangel. Viele Diabetiker sterben an Nierenversagen oder Herzinfarkt.

Diabetes ist, astrologisch gesehen, eine typische Jungfraukrankheit. Auch die Nachbarzeichen sind betroffen: Herzinfarkt, der auf das Zeichen Löwe verweist, und Nierenversagen, für das die Waage zuständig ist. Von den Planeten haben Jupiter, der Planet des Fettstoffwechsels und der Verdauung, und Venus, zuständig für den Zucker, mit ihr zu tun. Damit lassen sich auch die Gegenmittel rein astrologisch ableiten:

Gegenzeichen Fische: Ich glaube, daß vielen Zuckerkranken durch Fußreflexzonenmassage (Füße = Fische) geholfen werden könnte. Durch sie ist eine gezielte Stimulierung der Bauchspeicheldrüse möglich, die vielleicht gar nicht so kaputt ist, wie es den Anschein hat. Durch ständige Insulinzugaben wird sie natürlich immer lahmer.

Nachbarzeichen Waage: Eine ausgewogene Kost und Lebensweise gehören zu den wichtigsten Maßnahmen, die ein Diabetiker selbst zur Linderung seines Zustands leisten muß.

Nachbarzeichen Löwe: Diabetiker sollten Sport treiben, also Herz und Muskeln beanspruchen und den Blutkreislauf in Schwung bringen. Denn die Muskeln verbrauchen im aktiven Zustand viel Zucker, der dem Blut entzogen wird.

Gegensteuern der Venus: Es existiert zwar keine wissenschaftliche Untersuchung, aber ich glaube, daß Zuckerkranke dank der dominierenden Venus eher weiche, genießende Menschen sind, die sich treiben lassen und im Extremfall im diabetischen Koma sanft versinken. Als Gegensteuerung brauchen diese Menschen den aktiven, aggressiven Mars; das Marshormon Adrenalin ist ja auch Gegenspieler des Insulin. Auseinandersetzung, Aktivität und Betätigung der Muskeln beim Sport – das sind Maßnahmen, die Blutzucker und Lethargie vertreiben.

Gegensteuern des Jupiter: Der Fülle des jovialen Jupiter steht die Magerkeit des sparsamen Saturn gegenüber. Altersdiabetes verschwindet meist von selbst, wenn die Betroffenen abnehmen, also ihren Nahrungskonsum, insbesondere den von Fett, einschränken. Auch der jugendliche Diabetiker darf nicht zu viel auf einmal zu sich nehmen, sondern muß bescheiden und sparsam über den Tag verteilt essen.

Altern

Alt werden müssen wir alle. Wenn man einige Filmschauspieler oder Bergsteiger anschaut, die mit 80–90 Jahren aussehen wie rüstige Mittvierziger, dann fragt man sich wirklich, was Altern bedeutet. Mein Vorbild war immer Bertrand Russell, der mit 90 noch auf die Straße ging, um gegen den Wahnsinn der Atomrüstung zu protestieren. Wie alt war dieser Mann eigentlich?

Das Altern ist ein komplexer Prozeß, bei dem viele Faktoren eine Rolle spielen. Immer wieder haben Wissenschaftler, manchmal waren es eher Alchemisten, *den*

Altersfaktor entdeckt. Einmal war es das Bindegewebe, welches erstarrt. Das würde auf Mond hindeuten, der durch Saturn langsam verfestigt wird. Dann wieder entdeckte man das Lebenselixier im Hormon der Schilddrüse, deren Tätigkeit zwar nicht abnimmt, aber unsere Körperzellen werden immer unempfindlicher gegenüber dem Schilddrüsenhormon. Schließlich entdeckte man in Versuchen an Ratten – und das Beispiel mancher primitiver Völker bestätigt das –, daß Fasten das Leben erheblich verlängert. Einer der Gründe scheint im Abbau der elastischen Bindegewebsfasern durch das Enzym Elastase zu sein. Mehr Fett erhöht dessen Wirkung, bei Jugendlichen nur vorübergehend, bei alten Menschen dagegen permanent. Fett aber ist ein typisches Jupiterprodukt. Gutes Essen, Wohlbeleibtheit und Fülle der Verdauung unterstehen ebenfalls dem Jupiter. Sein Gegenspieler Saturn steht für Kargheit, Sparsamkeit und ein hartes, einfaches Leben. Tatsächlich führen saturnische Voraussetzungen zu einem hohen Alter. Saturn selbst steht für das Alter in Einsamkeit, Armut und Dürre. Und seine Schützlinge, die Bergbauern, die Hirten und die anderen ausgemergelten, innerlich dennoch fröhlichen Menschen – sie leben, essen wenig, trinken mäßig, erfreuen sich guter Gesundheit, trotz üblicher Altersbeschwerden.

Saturns zweiter Gegenspieler Mars trägt aber auch seinen Teil zu einem hohen Alter bei. Der stürmische, expandierende Mars und der trockene, Grenzen setzende Saturn arbeiten im menschlichen Körper an einer wichtigen Stelle zusammen: im roten Knochenmark, wo, von Saturn beschützt, die dem Mars unterstellten roten Blutkörperchen produziert werden.

Zweierlei nimmt im Alter ab: einmal die Sauerstoffaufnahme in den Lungen und die Sauerstoffverwertung in den Zellen, zum zweiten die Masse des Muskelgewebes, welches teilweise auch für die Erzeugung energiereicher

Phosphorverbindungen die Verantwortung trägt. Beide Prozesse unterstehen dem Mars. Gelingt es, diese Vorgänge durch Stärkung der Lungenkraft und durch körperliche Aktivität anzukurbeln, soll dadurch das Altern hinausgezögert oder zumindest erleichtert werden. Mit Stärkung der menschlichen Marskomponente wird auch die Immunabwehr günstig beeinflußt, deren langsame Degeneration ebenfalls für die Alterungsprozesse, letztendlich sogar für den Tod, verantwortlich sein soll. So wird der berüchtigte »Todesaspekt« zu einem Verlängerungsfaktor des Lebens.

Damit ist zweierlei festgestellt worden: Erstens, daß die alten Wohltäter Venus und Jupiter für die zivilisierte Menschheit zu schlimmen Übeltätern geworden sind (siehe auch Seite 159, Zuckerkrankheit). Und zweitens, daß das homöopathische Prinzip auch in der Astrologie gilt: Gegen Altern, für das Saturn zuständig ist, hilft das Altern selbst, also Saturn.

Herz-Kreislauf-Erkrankungen

Herzinfarkt und Schlaganfall gehören zu den häufigsten Todesursachen der zivilisierten Menschheit, also jener Menschen, die sich durch übermäßiges Trinken von Tee und Kaffee auszeichnen. Dabei sind gar nicht die beiden Getränke für das Massensterben verantwortlich, sondern der viele Zucker, der mitgeschlürft wird. Die Ursache der Herz- und Hirnschläge ist immer eine Adernverkalkung, die zu einer Unterversorgung der beiden wichtigen Organe mit Blut und damit Sauerstoff führt. Arteriosklerose, so der Fachausdruck, untersteht zwar dem Saturn, doch ist die Sache in Wirklichkeit komplizierter. Denn, wie schon erwähnt, die Tendenz dazu scheint angeboren zu sein. Beginnen wir mit einer sehr verbreiteten, unsichtbaren, schmerzlosen und heimtückischen Krankheit: dem chronischen Bluthochdruck.

Die angeborene Hypertonie (hyper = zu viel, Tonus = Spannung, Druck) wird anscheinend durch ein Zuviel des Nebennierenrindenhormons Aldosteron hervorgerufen. Dieser Stoff führt zu einem Übermaß am Merkurmetall Natrium, welches wiederum, wie wir schon wissen, zuviel Flüssigkeit im Blut und in den Geweben zurückhält. Zuviel Blut in den Adern gibt zu viel Druck. Weitere erworbene Ursachen können in einer Überfunktion des ebenfalls dem Merkur unterstehenden Sympathikus liegen; dieses Nervengeflecht regt vieles an, was nicht mit Verdauung zu tun hat. Auch streßbedingte Nervosität bzw. nervös bedingter Streß, wobei unklar ist, was Ursache und was Folge ist, können Hypertonie hervorrufen. Das würde ebenfalls auf den Einfluß von Merkur und dazu noch von Mars hinweisen.

Dem Merkur kann man mit Mond gegensteuern, dem Mars mit Venus. Das Mondmetall Kalium sollte das blutdrucksteigernde Natrium in der Nahrung ersetzen. Kalium kommt gehäuft in Frischgemüse vor. Übrigens finden wir hier wieder ein homöopathisches Prinzip: Zuviel Wasser (Mond) wird durch ein Mondmittel bekämpft.

Eine Schwäche des Herzens, genauer: der linken Kammer, und des Kreislaufs merkt man zuerst an geschwollenen Beinen, in denen sich zuviel Wasser ansammelt. Hier sehen wir wieder die Verbindung zwischen dem Herzzeichen Löwe und dem die Unterschenkel beherrschenden Gegenzeichen Wassermann. Zuviel Flüssigkeit in den Geweben, d. h. zuviel Mondeinfluß, kann aber auch durch mehr Sonne kompensiert werden, die das Wasser wieder vertreibt. Also muß das Herz durch Sonnenmittel gestärkt werden.

Um schließlich zur Adernverkalkung zurückzukommen: Dabei wird nicht etwa Kalk abgelagert, sondern hauptsächlich Cholesterol, ein Eiweißstoff, der in unserer Nahrung in Übermengen vorkommt, vor allem aber durch die Leber im Körper selbst durch eine Störung des Regelkreises überproduziert wird. Er lagert sich an der Innenwand der Arterien an, das Blut kann nicht mehr frei fließen. Besonders gefährlich sind Cholesterolpropfen, die vom Blutstrom mitgerissen werden und die feinen Haargefäße verstopfen, wodurch die lebenswichtige Blutzufuhr zum Organ gestoppt wird; eine »Embolie« kann entstehen. Offensichtlich handelt es sich dabei um eine Jupiter-Saturn-Erkrankung; Jupiter ist für Fette zuständig, Saturn für Ablagerungen. Weil dabei zwei Gegenspieler beteiligt sind, fällt es schwer, ein einfaches Mittel zu finden. Das läßt vermuten, daß es keines gibt.

Würde man den Einfluß des Jupiter einschränken, würde das bedeuten, weniger Fette mit der Nahrung aufnehmen, aber deswegen nicht darauf verzichten. Weniger Saturn hieße: alles meiden, was zu Ablagerungen führen kann, insbesondere das Rauchen, denn Teerteilchen bleiben auf jeden Fall in den Lungen.

Versuchen wir, Jupiter durch Saturn und Saturn durch Jupiter zu kompensieren, würde das beispielsweise bedeuten, und hier halte ich mich wieder an ärztliche Empfehlungen zur Vorbeugung der Arteriosklerose: Das typische Jupiter-Produkt Wein soll, in Maßen, und das weist auf Saturn hin, genossen, der Adernverkalkung vorbeugen. Alkohol untersteht ja auch dem Neptun, dem großen »Auflöser«, was anscheinend auch für Ablagerungen gilt. Typisch saturnische Maßnahmen haben wir schon bei der Einschränkung des Jupiter besprochen: Eine eher karge, trockene, »magere«, also fettarme Nahrung wirkt dem entgegen.

Außerdem könnte man andere Gegensatzpaare anwenden, wie Sonne–Mond und Venus–Mars. Die Sonne–Mond-Polarität haben wir schon beim Bluthochdruck besprochen: Sonne stärkt das Herz und vertreibt das Wasser, Mond wirkt über sein Metall, Kalium also, dem Blutdruck steigernden Natrium entgegen. Das Venus-Mars-Paar könnte man deuten als »genußvolle körperliche Aktivität«. Tatsächlich wird Sport als Mittel gegen Adernverkalkung verordnet. Doch nicht verbissener Leistungssport bewirkt das Wunder, sondern entspannter Genuß, bei dem auch die Muskeln betätigt werden. – Schließlich können wir das Gegenzeichen zum Herzzeichen Löwe ins Feld führen: typisch für den Wassermann ist die komplexe Desorganisation. Herz-Kreislauf-Schäden wurden eine Zeitlang als Managerkrankheit angesehen und auch so bezeichnet. Manager sind Organisatoren und Bosse, also Löwemenschen. Ihnen würde Kameradschaft und positives Nichtstun – die dem Wassermann liegen – zweifellos helfen. Konzentration und leistungsbedingter Streß fördern Schädigungen unseres Zentralorgans und seiner strahlenförmigen Adern.

AIDS

Diese erworbene Schwäche des Immunsystems machte in den letzten Jahren Schlagzeilen. Sie kam scheinbar aus dem Nichts und war mit Homosexualität und ungewöhnlichen sexuellen Praktiken verbunden. Da sie hauptsächlich eine Randgruppe der Gesellschaft befällt, die männlichen Homosexuellen mit vielen und wechselnden Sexualpartnern, rief sie nicht den Schrecken hervor, der beispielsweise von Pest, Tuberkulose oder Grippe ausging oder immer noch ausgeht. Vor kurzem fanden Forscher den Erreger der Krankheit, ein Virus, aber das allein verursacht nicht AIDS.

Eine astrologische Klassifikation der Krankheit fällt nicht schwer. Viren, Sex und Seuchen unterstehen dem

Planeten Pluto. Da zudem eine Art Sexbesessenheit der hauptsächlich Befallenen konstatiert wurde, und Pluto auch für Besessenheit und Übermaß steht, trifft die Zuordnung besonders gut. Hier liegt auch das Problem einer Behandlung. Gegen Pluto hilft meist nur Pluto selbst. Wer die Hölle im Herzen oder in seinem Körper trägt, braucht einen Dämon, sie zu reinigen. Darum werden Viruskrankheiten auch mit Viren bekämpft, nämlich mit den Abwehrstoffen, die infizierte Tiere produzieren. Chemische Mittel gegen Viren gibt es noch keine.

Weil bei dieser Erkrankung das dem Mars unterstehende Abwehrsystem vernichtet wird, kann man die Krankheit genauer als Mars—Pluto-Syndrom bezeichnen. Auch das Zeichen Skorpion spielt mit, und eigenartigerweise trat die Krankheit auf, als Pluto das Zeichen Skorpion erreichte. Mars—Pluto hat auch mit subtiler Gewalt zu tun.

Suchen wir nach Gegensteuerungen, so finden wir sie in den Planeten Venus und Sonne und in den Zeichen Stier, dem Oppositionszeichen, Waage und Schütze, den Nachbarzeichen. Sonne, Venus und Stier deuten auf eine entspannte, genußvolle, keineswegs fanatische oder exzessive Lebensweise hin. »Die Sonne bringt es an den Tag«, wie der Volksmund schon wußte, während Skorpion vieles verbirgt. So scheint auch bei dem typischen AIDS-Kranken eine Art Verdrängung vorzuherrschen. Auch in der Homosexuellen-Szene scheint man die Gefahren der Krankheit, zumindest zum Teil, herabzuspielen. Doch das war bei allen Seuchen der Fall, besonders bei der Pest.

Nicht zuletzt sollte man Beelzebub selbst verwenden, um den Teufel auszutreiben. Beide heißen in der Astrologie »Pluto«. Dem Pluto kommt eine stark reinigende Wirkung zu, setzt man ihn richtig ein. Er kann Schmutz, Verdrängtes und die dunklen Seiten der Seele, ihre Besessenheiten und Dämonen, zum Vorschein bringen. Angenehm ist das selten, darum scheuen viele Menschen davor zurück. Vermutlich kann die Krankheit am ehesten durch plutonische Menschen bekämpft werden, also solche, die keine Angst haben, sich, bildlich gesprochen, die Hände schmutzig zu machen.

Mit diesen Ausführungen haben wir kein Mittel zur Heilung der Krankheit gefunden, wohl aber die psychosozialen Umstände vom Standpunkt der Astrologie aus beleuchtet. Vielleicht entdeckt man eines Tages Medikamente, im weitesten Sinn, die dieser Charakterisierung entsprechen.

Allergien

Allergische Erkrankungen, vom harmlosen Heuschnupfen bis zum heftigen Asthma, sind eine Plage unserer Zeit, zumal die Anzahl der Stoffe täglich zunimmt, gegen die Menschen allergisch reagieren können. Dabei werden an sich harmlose Substanzen als Eindringlinge behandelt. Der Körper reagiert heftig und will sie mit aller Macht vernichten. Eine harmlosere Form davon ist die Nesselsucht, bei der es zu Hautausschlägen, zu roten Quaddeln und geröteten Hautpartien kommt. Ohne auf den genauen Verlauf der Entstehung einer allergischen Reaktion einzugehen – sie kann sich über Jahre oder Jahrzehnte heranbilden –, sei gleich auf das psychische Umfeld verwiesen, das dem Allergiker zu eigen ist. Denn Allergien sind unzeitgemäße, unangemessene Reaktionen des Abwehrsystems, betreffen also unseren Allzweckverteidiger Mars. Doch warum so heftig, und das zur falschen Zeit? Leider gibt es auch hier keine Psychogramme. Nach den Schlüssen der Astrologie handelt es sich um Menschen, denen es nicht gelingt, Aggressionen auf normale Weise, d. h. angemessen und sofort, loszuwerden. Ihr aggressives Potential ist blockiert. Das Resultat der Blockade ist eine unangemessene Reaktion zu Zeiten und bei Gelegenheiten, die sozial harmlos sind. Allergiker machen oft einen »braven«, sprich angepaßten, beherrschten und verschlossenen Eindruck. Sie geben nichts her von sich, aber irgendwann kommen die gestauten Energien doch zum Durchbruch.

Hier erkennt man bereits die astrologische Signatur der Allergie. Eine Blockade entspricht Saturn, Aggressionen unterstehen dem Mars. Der schwierige Mars–Saturn-Aspekt hat auch hier zugeschlagen.

Aus dieser Erkenntnis ergeben sich die Gegenmaßnahmen. Sie wurden bei der Besprechung dieses Aspekts schon erwähnt. Die Betroffenen müssen lernen, Aggressionen nicht zu verschlucken, sondern sie, möglichst in gesellschaftlich akzeptiertem Rahmen, etwa bei einem Kampfsport, loszuwerden. Die Desensibilisierungsmaßnahmen der Ärzte helfen meist nicht viel. Auf jeden Fall ist es eine brutale Methode, ein gegen Wespenstiche allergisches Kind dem schmerzhaften Stich echter Wespen auszuliefern, um seine Sensibilität herabzusetzen. Hier wird Aggression in gesteigerter Form angewandt, um die Unterdrückung der Aggression zu bekämpfen. Was aber gar nicht möglich ist, denn wie soll sich der so Behandelte gegen die äußeren Einflüsse wehren?

Teilweise kann man aus den Stoffen, gegen die eine Allergie besteht, auch auf verborgene seelische Eigenheiten schließen, die als eigentliche Ursache der überheftigen Reaktion behandelt werden sollten. So könnte eine Allergie gegen Katzenhaare die Einstellung des Patienten wiedergeben gegenüber dem, was Katzen und ihre Haare repräsentieren. Katzen sind weiche, anschmiegsame, zärtliche, schnurrende Wesen, die Wärme, Nichtstun und das schöne Leben lieben. Es könnte also sein, daß beim Patienten eine offene oder latente Ablehnung gegen Sexualität und andere lustbetonte Aspekte vorliegt. Eine solche psychologische Darstellung einer Erkrankung gibt oft erstaunliche Einblicke in Ursachen und Zusammenhänge. Dabei braucht man nicht einmal die Astrologie zu Hilfe nehmen. Astrologische Kenntnisse verhelfen aber immer zu einer differenzierten Diagnose und zu praktischen Ratschlägen.

Auch Asthma kann auf diese Weise charakterisiert werden als die Unfähigkeit, Erinnerungen, Beziehungen oder Gefühle loszulassen. Das Problem des Asthmakranken liegt nicht darin, daß er zu wenig Luft bekommt, sondern in der Unfähigkeit, den Atem wieder loszulassen – so wie alles andere. Und darum muß er lernen, Härte aufzugeben, sich zu entspannen, das Leben zu genießen – also die Gegenplaneten Venus und Jupiter zu kultivieren.

Rheumatische Erkrankungen

Die verschiedenen Formen von Gelenksentzündungen (Arthritis) werden unter dem populären Namen »Rheuma« zusammengefaßt. Dabei kommt es zu Entzündungen in den Gelenken, die chronisch entarten können. Behandelt werden diese Erkrankungen mit Kortison, das schwere Nebenwirkungen hervorruft, oder durch andere entzündungshemmende Stoffe. Kortison ist übrigens ein Venusmittel, das in der Nebennierenrinde produziert wird.

Entzündungen unterstehen dem Mars, Knochen und Gelenke dem Saturn. Wieder liegt hier der fatale »Todesaspekt« vor, der aber keineswegs eine tödliche Erkrankung markiert. Da mit der Allergie gerade ein Mars-Saturn-Syndrom besprochen wurde, sollten auch die Beziehungen zwischen astrologisch gleichen Krankheiten bekannt sein: Tatsächlich ist Rheuma nach Ansicht der Wissenschaftler eine Autoimmunkrankheit, also eine Fehlfunktion des menschlichen Abwehrsystems. Wie bei der angeborenen

Zuckerkrankheit stürzen sich Abwehrzellen auf körpereigene Gewebe und schädigen sie dadurch. Dem Muskelrheuma, einer Entzündung des Muskelbindegewebes, bei der auch Gelenke mitbetroffen sein können, geht anscheinend eine allergische Reaktion auf Bakterien oder Viren voraus.

Beim Rheuma scheint die Bedeutung der beiden Planeten gegenüber den Allergien verlagert. Während dort Saturn den Mars behindert, scheint hier Mars gegen Saturn anzukämpfen und seine Tätigkeit als Stütze des Menschen zu untergraben. Wie bei der allergischen Konstitution Wert auf die Überwindung des hemmenden Saturns gelegt wird, so muß hier offenbar der zerstörende Mars in die Schranken verwiesen werden.

Eine weitere Erkrankung, die auf den Kampf zwischen Mars und Saturn zurückgeführt werden kann, besteht in übermäßiger Ablagerung von Blut-Harnsäure, das deutet auf Mars hin, in den Gelenken, für die bekanntlich Saturn zuständig ist; gemeint ist die *Gicht*. Die Ursache liegt in einer offenbar angeborenen Stoffwechselstörung, bei der die Nieren als Harnsäure-Extraktoren versagen. Weil Gene beteiligt sind, untersteht die Krankheit, wie wohl die meisten chronischen Erkrankungen, auch dem Pluto. In diesem Fall hilft eine Plutopflanze, die Herbstzeitlose, bzw. ihr Wirkstoff Kolchizin. Man kann die Krankheit auch als Waageunterfunktion betrachten und durch Förderung von Waageeigenschaften, unter anderem durch eine ausgewogene Kost, lindern. Am besten hat sich hier eine Kompensation des Marsanteils durch vorzeitige Auflösung der Harnsäure bewährt; Saturn mit seiner Einlagerungstendenz kommt dann gar nicht mehr zum Zug.

Geisteskrankheiten

Der Name ist unglücklich gewählt. »Gemütskrankheiten« bezeichnet den Zustand besser. Wenn das Gemüt, also die Seele, betroffen ist, sollte man zuerst an den Mond denken. Doch die vielen geistigen und seelischen Erkrankungen, meist sind sie chronischer Natur, sind weder medizinisch noch astrologisch unter einen Hut zu bringen. Zu vieles kann der menschlichen Seele widerfahren.

Eine Neurose beispielsweise hat mit Kommunikationsstörungen zu tun; das würde auf Saturn verweisen. Oder sie ist von Zwangsvorstellungen geprägt, was unter die Herrschaft des Pluto fällt. Illusionen werden von Neptun erweckt, erratisches Verhalten vom Uranus gefördert. Die Neigung zu Selbstmord hat mit Gewalt zu tun, die gegen sich selbst gerichtet ist, also blockiert wird. Dafür kann der Gewaltaspekt Mars–Pluto in Verbindung mit Saturn verantwortlich sein.

Wie steht es, astrologisch betrachtet, mit einer anscheinend unheilbaren Form geistiger Erkrankung, der Schizophrenie, und ihrer Sonderform, der paranoiden, von Zwangsvorstellungen geprägten Schizophrenie? Abgesehen davon, daß Diagnose und Klassifizierung in solchen Fällen schwierig und anfällig für Fehler sind, scheint diese Krankheit durch zweierlei geprägt zu sein: Erstens sind Schizophrene oft sehr kreativ; es sei erinnert an den Schweizer Adolf Wölfli mit seiner Unmenge an Zeichnungen, oder an andere schizophrene Künstler; sie passen sich jedoch gesellschaftlichen Normen und Erfordernissen nicht an. Diese beiden Phänomene haben scheinbar nichts gemeinsam, doch der Astrologe erkennt hinter beidem sofort den Beherrscher des kreativen Chaos, den Uranus. Der zweite typische Zug: Schizophrene sind außergewöhnlich sensibel. Sie hören das Gras wachsen und die Flöhe husten. Sie glauben oft, unter dem Einfluß fremder

Mächte zu stehen, die aber nur sie bemerken. Äußerste Feinfühligkeit, gepaart mit nebulösen Vorstellungen und Illusionen – da mischt Neptun mit. Und die Kombination dieser beiden Antagonisten macht eine Behandlung der Krankheit auch so schwierig. Denn hier müßten wir wieder Beelzebub mit dem Teufel austreiben. Und genau diese Methode wandten die Mediziner auch bisher an – ohne Erfolg. Die Uranusmethode bestand in Elektroschocks, was genau zum Meister des Chaos paßt, denn er steht für Elektrizität und alle plötzlichen Ereignisse. Die andere Methode benutzte den benebelnden und vergiftenden Einfluß des Neptun in der Verabreichung von Drogen, die, außer den Patienten benommen zu machen, sonst nichts Nützliches vollbrachten, wobei die Nützlichkeit der erstrebten Wirkung ohnedies in Frage steht.

Eine Heilung werden wir erst dann finden, wenn wir die beiden Planeten positiv verwerten. Ein positiver Uranus macht unabhängig und bereit zu exzentrischen Taten und ungewöhnlichen Erkenntnissen. Sogenannte Irre hatten bei manchen primitiven Völkern angesehene Stellungen inne. Ihre Umwelt erkannte die Kreativität und den Zugang zu höheren Welten. Der euphemistische Ausdruck »Nervenheilanstalt« soll hier vermieden werden, denn dort werden keine Nerven geheilt, höchstens zerstört. Vielleicht täte den Insassen unserer Bewahranstalten für Geisteskranke das gut, was Jack Nicholson in dem Film »Einer flog über das Kuckucksnest« so prächtig vorexerzierte: etwas Ungewöhnliches, Spontanes unternehmen, ohne Rücksicht auf die Zwänge und Erwartungen der gesellschaftlichen Umgebung. – Auch Neptun kann Positives bewirken, gerade in Verbindung mit Uranus. Schizophrene haben möglicherweise Zugang zu anderen Welten. Vielleicht werden sie wirklich von Dämonen besucht, vielleicht ist eines Tages ihr Geheimnis den sogenannten Gesunden zugänglich und erweitert deren Weltanschauung, indem auch sie den Zugang zu einem unbekannten Reich unendlicher Wunder finden, die bisher nur Schrecken verbreiten. Bis es soweit ist, müssen wir uns anders behelfen. Es gibt noch eine andere Betrachtungsweise.

Eine Gespaltenheit des Bewußtseins ist charakteristisch für die Luftzeichen, insbesondere für das Zeichen Wassermann, das ebenso zu ungewöhnlichen und weitblickenden Erkenntnissen neigt wie auch zur Desorganisation der Persönlichkeit. Und wenn man schon gegensteuern will, sollte man dies mit dem Gegenzeichen Löwe tun. Für Löwe, das haben wir inzwischen gelernt, gelten ganz besonders die drei »L«-Therapien: Liebe, Lachen, Lust. Zweifellos sind eine positive Lebenshaltung, Freude am Leben, Liebe, körperliche Tätigkeit und Genuß auch die vorläufig besten Heilmittel, bis man im gerade anbrechenden Wassermannzeitalter lernen wird, die positiven Seiten dieses gespaltenen Zeichens zu erkennen, bis man mit ihnen leben kann, ohne seine Extremtypen gleich einsperren zu müssen.

Tod

Ist der Tod eine Krankheit? Wer das annimmt, setzt voraus, daß es auch ein Heilmittel dagegen gibt. Und das wiederum würde unsterblich machen. Was ja durchaus möglich sein könnte. Wohlgemerkt: Ich rede hier nicht von hohem Alter oder ewiger Jugend – diesen Problemkreis haben wir schon beim Altern besprochen –, sondern von einer echten Unsterblichkeit, wie sie in Sagen, Märchen, Mythen und Science-Fiction-Erzählungen immer wieder vorkommt. Was sich Menschen ausdenken können, hat meist auch einen realen Hintergrund.

Daß der Tod nicht notwendigerweise zum Leben gehört, beweisen einige niedere Lebensformen. Amöben sind unsterblich. Sie teilen sich, und jeder Teil lebt für sich weiter. Doch keiner will als Amöbe leben. Interessanter ist schon die Erkenntnis, daß Tintenfische ein »Todesgen« zu besitzen scheinen, das ihren programmierten Selbstmord durch Verhungern auslöst, wenn die Weibchen ihre Eier abgelegt haben. Kann es sein, daß auch der Mensch solche Gene in sich trägt? Auf jeden Fall sieht man an der Fragestellung, daß sich die Auffassungen vom Tod verändert haben. Das spiegelt sich auch in den Erkenntnissen der Astrologie wider. Früher wurde der Tod mit Saturn in Verbindung gebracht, der mit seiner Sense die Lebewesen niedermähte oder sie durch Austrocknung und Alter zerstörte. Heute sieht die Astrologie in Pluto den Todesplaneten, und ihm unterstehen die Gene und alle Reproduktionsprozesse.

Derzeit glaubt man, daß der allgemeine Verlust genetischer Informationen durch falsches Kopieren der DNS im Lauf der Jahrzehnte letztendlich zum Tod führt, unter anderem dadurch, daß das Abwehrsystem nicht mehr richtig funktioniert. Doch das ist nur ein Grund. Die letzte Erkenntnis über den Tod steht noch bevor. Seltsamerweise gibt es Zellen – und hier schließt sich der Kreis dieser Betrachtungen –, die sich unsterblich gemacht haben und dabei alle anderen Zellen vernichten: die Krebszellen. Heute noch leben Krebszellen der an Krebs erkrankten Amerikanerin Helen Lang. Sie wurden ihr Anfang der fünfziger Jahre entnommen und existieren, obwohl ihre »Wirtin« längst tot ist. Sollte der Krebs eine, sehr makabre, Antwort der Natur auf den Wunsch des Menschen sein, Unsterblichkeit zu erlangen? Wie dem auch sei, möglicherweise wird die Lösung des Rätsels Krebs auch eine Antwort auf die Frage nach der Unsterblichkeit liefern. Bis es so weit ist, sollten wir versuchen, vernünftig und fröhlich zu leben und den Tod nicht als endgültiges Ende fürchten, sondern als Übergang und Zwischenstation. Wer weiß, vielleicht sehen wir uns alle im nächsten Leben wieder...

Das Mondknotenhoroskop

Die Astrologie steckt voller Überraschungen, meistens deshalb, weil ihre Erkenntnisse unseren Vorstellungen von Logik hoffnungslos widersprechen, aber dennoch in sich astro-logisch sind. Ein solches Kuriosum stelle ich Ihnen am Ende des Buches vor. Es handelt sich um das *Mondknotenhoroskop*. Und das funktioniert so:

Man dreht das Horoskop so lange, bis der mit *Kn* markierte Punkt, das ist der aufsteigende Mondknoten, unten zu liegen kommt. Bei dem Horoskop auf Seite 99 ist dies schon fast der Fall, es muß nur leicht nach rechts verschoben werden. Dann wird der gegenüberliegende Punkt mit den Buchstaben *Ko* (= Kopf) markiert und ein Mensch in den Kreis gezeichnet, mit dem Kopf beim Punkt *Ko* und den Füßen auf dem Mondknoten (siehe Abbildung Seite 177). Jetzt sieht man sich selbst und kann aus der Lage der Planeten auf die Ausbildung seiner Körperpartien schließen. Der Kopf liegt hier also nicht beim Beginn des Tierkreises, bei null Grad Widder, sondern am absteigenden Mondknoten, der dem Punkt *Ko* entspricht.

Die Begründung hierfür ist ebenso haarsträubend wie vieles andere in der Astrologie. Bei der Geburt gibt es einen Punkt des Menschen, der am verletzlichsten ist: die Spitze des Kopfes. Denn die ist noch offen, die darunterliegende Hirnhaut nimmt sogar Lichtreize auf, die sie offenbar auch braucht, um bestimmte Prozesse in Gang zu bringen. Diesem verwundbarsten Punkt entspricht nach Ansicht

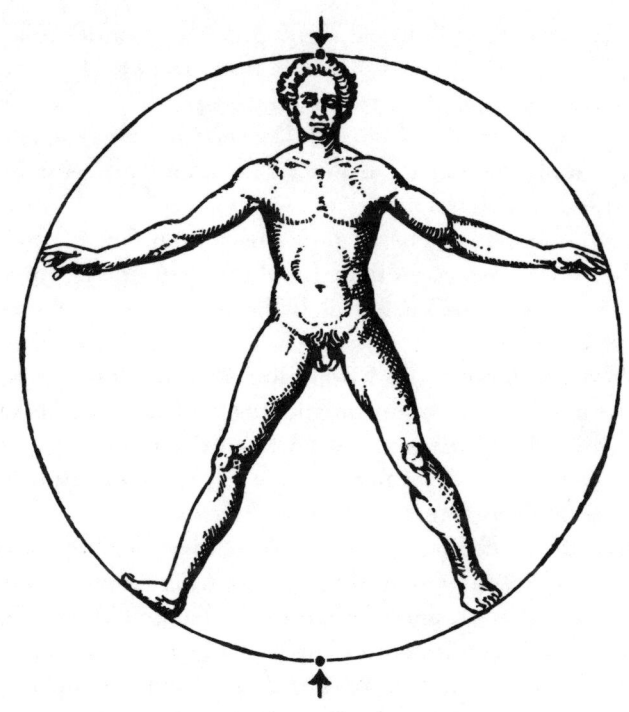

esoterischer Astrologen der verwundbarste Punkt im
Horoskop, und das ist der absteigende Mondknoten *Ko*,
der dem im Horoskop eingezeichneten aufsteigenden
Knoten *Kn* genau gegenüberliegt. Er ist so eine Art Tor
zum Jenseits, durch ihn strömen die dunklen Kräfte karmi-
scher Vergangenheiten ein.

Wie auch immer die Begründung ist, die Methode funktioniert. Und man gewinnt zusätzliche Information, da
man in diesem Horoskop auch zwischen links und rechts
unterscheiden kann. Die linke Spalte im Horoskop liegt,
vom Betrachter aus gesehen, rechts und umgekehrt. In
meinem Mondknotenhoroskop beispielsweise liegt der
Mars scharf links neben dem absteigenden Knoten, also
neben dem Scheitel (siehe dazu Seite 99). Tatsächlich litt

ich lange Zeit an heftigen Kopfschmerzen auf der linken Seite, begannen sie rechts, blieben sie harmlos. Hier nun eine Kurzdeutung der Planeteneinflüsse.

Sonne: Der ihr entsprechende Körperteil ist am stärksten ausgeprägt. Er hat auch die größte Bedeutung für den beruflichen Erfolg.

Mond: Hier ist man besonders sensibel, im Guten wie im Schlechten, also gegenüber Liebkosungen und Schmerz. Es ist der gefühlsreichste Teil. In ihm kann sich am ehesten Gewebswasser ansammeln.

Merkur: Es kann zu nervösen Störungen in dieser Region kommen, oder aber man macht sich am meisten Gedanken um diese Körpergegend. Auch kann die Region gut zur nicht-verbalen Kommunikation oder zur Unterstützung der Sprache eingesetzt werden.

Venus: Ihre schönste Gegend. Außerdem ist man dort, noch mehr als in der Mondgegend, für Liebkosungen empfänglich, so daß ihr beim Liebesspiel besondere Bedeutung zukommt.

Mars: Hier ist es am wärmsten. Es sammelt sich viel Blut, so daß es leicht zu fiebrigen Erscheinungen kommen kann oder zu anderen Leiden, die mit Blutfülle zu tun haben. Allergien können dort auftreten, ebenso Infektionen. Die Muskeln sind gut ausgeprägt, desgleichen die Tendenz zu Verletzungen.

Jupiter: In dieser Gegend sammelt sich das meiste Fett. Dafür wird die Region von Jupiter beschützt und gut durchblutet. Gesundheitsstörungen werden allerdings auch vergrößert. Man kann dieser Körpergegend viel Belastung zumuten.

Saturn: Die Gegend ist eher dünn und unterentwickelt. Sie wird schlecht durchblutet, und rheumatische Erkrankungen setzen sich hier am ehesten fest. Flüssigkeiten werden abgeblockt, Verhärtungen bilden sich.

Uranus: Die Intuitionen erhält man bevorzugt von dieser

Stelle. Der freiheitsliebende Uranus verleiht auch dieser Körpergegend viel Unabhängigkeit, was zu Koordinationsmängeln führen kann.

Neptun: Die gleichzeitig sensibilisierende und desensibilisierende Funktion des Neptun dämpft Schmerzen in dieser Gegend, macht aber dennoch empfänglich für Berührung oder andere Sinneseindrücke. Gifte sammeln sich dort leicht an, Fehldiagnosen sind häufig.

Pluto: Hier kommt es zu Wucherungen wie Warzen oder Leberflecken. Virusinfektionen bevorzugen diese Körperregion. Es kann zu übersteigertem Wachstum kommen, und die Enzyme funktionieren nicht richtig.

Zum Abschluß ein guter Rat: Je mehr man experimentiert, je mehr Horoskope man erforscht und die Inhaber nach ihren Leiden befragt, desto besser versteht man die Zusammenhänge.

Übungsaufgabe
zur Horoskopdeutung

Betrachten Sie das Horoskop auf der rechten Seite. Welche Krankheit liegt vor? Wir werden gemeinsam deuten und schrittweise vorgehen.

Sie könnten sich jetzt natürlich die wichtigen Aspekte heraussuchen, das wären Konjunktionen, Quadrate und Oppositionen, und diese wörtlich, wie im Buch beschrieben, deuten. Aber es sind zu viele derartige Aspekte vorhanden. Man würde den Überblick verlieren und am Ende den krankmachenden Wald vor lauter astrologischen Bäumen nicht mehr sehen.

Wer sich noch an die Aspekte erinnert, weiß, daß eine spannungsvolle Verbindung zwischen Mars und Saturn immer kritisch zu beurteilen ist. Und eine solche Verbindung fällt in diesem Horoskop sofort ins Auge. Wir haben sie mit 1 markiert. In der Tabelle unter der Zeichnung steht im Schnittpunkt von »Sa« und »Ma« der entsprechende Aspekt, nämlich KON = Konjunktion, also 0 Grad, und darunter die Abweichung vom exakten Aspekt, nämlich 0,4 Grad. Das ist sehr wenig, der Aspekt wirkt also sicherlich stark. Seine Deutung allerdings ist so vielfältig, daß sich zunächst keine spezifische Krankheit damit bestimmen läßt. Doch da dieser Aspekt mit Venus und Jupiter weitere Spannungsaspekte bildet, kann man ihn als Einflußgröße deuten. In diesem Buch steht als Oberbegriff für Mars−Saturn-Aspekte »blockierte Energien.« Mars−Saturn wird also andere Energien blockieren – und zwar

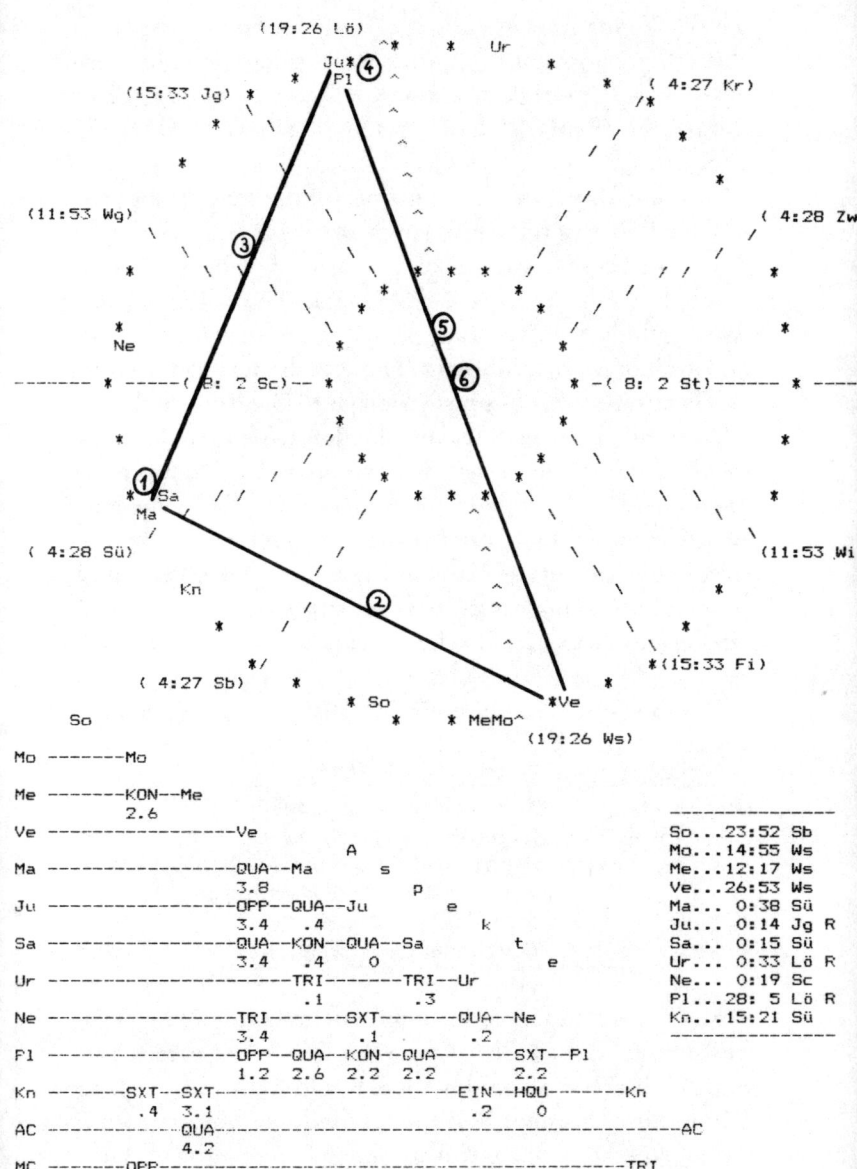

```
                        (19:26 Lö)
                                    ^*     *  Ur        *
                         Ju*④    ^
    (15:33 Jg)  *    *   P1  ^                    *    ( 4:27 Kr)
                    *        \  ^                         /*
              *              \    ^                      *
                             ③    ^                    *
    (11:53 Wg)         \       \    ^                /
         *        *     \       \    ^            /         ( 4:28 Zw
                    *    \       \    ^          /   /
              *           \       \   ^    * *  /  / /
                           \       ! *        /          *
           *                \     /  ⑤        /
         Ne                  \   /    *      *
    ------- * -----( 8: 2 Sc)-- *          * -( 8: 2 St)------ * ----
                           \  ⑥ /                          *
         *                  \  /                          *
                      *      \/    /        *  *
        *①Sa   / /      /    * * *                \  \    *
         Ma  /                ^                  \  \
    ( 4:28 Sü)  /            /    ^                 \   (11:53 Wi)
             Kn            /    ^                    *
                    ②    /    ^                   *
         *              /    ^                 *  (15:33 Fi)
    ( 4:27 Sb)   *    /    ^              *Ve  *
      So          * So    * MeMo^
                              (19:26 Ws)
```

Mo	-------Mo										
Me	-------KON--Me										
	2.6										
Ve	-------------------Ve										
			A								
Ma	-------------------QUA--Ma	s								
	3.8			p							
Ju	-------------------OPP--QUA--Ju		e							
	3.4 .4		k							
Sa	-------------------QUA--KON--QUA--Sa	t						
	3.4 .4 .0		e							
Ur	-------------------------TRI-------TRI--Ur							
	.1 .3									
Ne	-------------------TRI-------SXT-------QUA--Ne						
	3.4 .1 .2									
Pl	-------------------OPP--QUA--KON--QUA-------SXT--Pl				
	1.2 2.6 2.2 2.2 2.2								
Kn	-----SXT--SXT-----------------------------EIN--HQU-------Kn	
	.4 3.1 .2 0								
AC	-----------QUA---AC
	4.2										
MC	-----OPP---TRI		
	4.5 4.1									
```
-----------------
So...23:52 Sb
Mo...14:55 Ws
Me...12:17 Ws
Ve...26:53 Ws
Ma... 0:38 Sü
Ju... 0:14 Jg R
Sa... 0:15 Sü
Ur... 0:33 Lö R
Ne... 0:19 Sc
Pl...28: 5 Lö R
Kn...15:21 Sü
-----------------
```

181

die der Venus und des Jupiter. Denn zu beiden Planeten besteht ein sogenannter harter Aspekt, nämlich ein Quadrat. Diese Quadrate wurden mit 2 und 3 markiert. Der Pluto, der ebenfalls daran beteiligt ist, bleibt vorläufig ungedeutet.

Nun hat Venus mit Zucker und Jupiter mit Verdauung, mit der Leber und mit Enzymen zu tun. Die einwandfreie Funktion dieses Komplexes ist also irgendwie gestört, nämlich blockiert. Aus der Planetenstandtabelle rechts unten geht hervor, daß Jupiter sich in der Jungfrau aufhält und außerdem rückläufig ist. Ersteres deutet auf Vorgänge im Darm- und Verdauungsbereich hin. Die Rückläufigkeit läßt auf mögliche genetische Schäden schließen, denn ein rückläufiger Planet weist nach astrologischer Deutung auf Vorgänge und Zustände vor der Geburt hin. Dem Zeichen Jungfrau untersteht unter anderem das Organ »Bauchspeicheldrüse«, dem Planeten Jupiter ebenfalls. Bei seiner Besprechung wurde ausdrücklich auf das Hormon »Insulin« hingewiesen, das für den Zuckergehalt verantwortlich ist.

Der Rest soll hier nur stichwortartig gedeutet werden.

Aspekt	Markierung und Deutung
Ma−Sa	1 Blockieren von Energien
(Ma−Sa)−Ve	2 gestörter Zuckerhaushalt
(Ma−Sa)−Ju in Jg	3 gestörte Funktion der Bauchspeicheldrüse
Pl−Ju	4 übermäßige Produktion von Insulin
Ju−Ve	5 zuviel Zucker im Körper
Pl−Ve	6 übermäßige Zuckerproduktion

Aus diesen Stichworten ergibt sich ziemlich leicht die Krankheit: Diabetes Mellitus oder *Zuckerkrankheit*. Tatsächlich brach die Krankheit bei der Frau im Alter von 12 Jahren aus. Das aber heißt nicht, daß alle Menschen mit diesen Aspekten an Zuckerkrankheit leiden müssen. Viele Faktoren spielen mit, nicht nur genetische. Auch das soziale Umfeld ist zu beachten und natürlich auch andere Horoskopfaktoren. So deutet die Sonne im Steinbock auf die Neigung zum Märtyrertum hin, der Aszendent im Skorpion auf das Verstecken von Gefühlen und Symptomen. Diese und viele andere Faktoren haben Ausbruch und Schwere der Krankheit beeinflußt.

Literatur

Im allgemeinen ist die angelsächsische Literatur zu diesem Thema der deutschsprachigen vorzuziehen. Die Angelsachsen verstehen es, schwierige Sachverhalte populär darzustellen. Sie verlieren nicht den Überblick und haben auch den Mut, auf ungelöste Probleme hinzuweisen.

ASTROLOGIE

Dean, Geoffrey; Mather, Arthur (Herausgeber): Recent Advances in Natal Astrology, Verlag Recent Advances, Isle of Wight 1977. Enthält eine nahezu lückenlose Übersicht über wissenschaftliche Untersuchungen zur Astrologie, unter anderem über Nelson und Gaucquelin.

Gauquelin, Michel: Die Uhren des Kosmos gehen anders. Scherz, Bern 1973. Die entscheidende Studie über den Einfluß der Planeten.

Moore, Marcia; Douglas, Mark: Astrology, the Divine Science. Arcane Publications, York Harbour 1971. Ein voluminöses, ausführliches, leicht verständliches Werk mit vielen guten Ideen zur Astromedizin.

Reinicke, Wolfgang: Praktische Astrologie. Ariston, Genf 1977. Mit umfangreichem Material zu den Tierkreiszeichen.

ASTROMEDIZIN

Abel, E. L.: Die geheimnisvollen Kräfte des Mondes. Heyne, München 1978. Hat nichts mit Astrologie zu tun, zeigt aber den mannigfaltigen Einfluß des Mondes auf die Lebewesen.

Asboga, Dr. Friedbert: Astromedizin, Astropharmazie und Astrodiätik. Verlagsgenossenschaft Memmingen 1931. Geschichtlich interessant und umfangreich. Ohne Pluto.

Cornell, H. L., M. D.: Encyclopaedia of Medical Astrology. Samuel Weiser, New York 1972 (uspr. 1933). Äußerst umfangreich, aber ohne Pluto.

Davidson, Dr. William M.: Introduction to Medical Astrology. Astrological Bureau, Monroe, USA 1959/78. Dünne, aber hochinteressante Broschüre.

Ebertin, Reinhold: Sterne helfen heilen. Ebertin/Bauer, Freiburg 1981.

Ebertin, Reinhold: Anatomische Entsprechungen der Tierkreisgrade. Ebertin, Aalen 1976.

Ebertin, Reinhold: Kombination der Gestirneinflüsse. Ebertin/Bauer, Freiburg (zahlreiche Auflagen). Drei empfehlenswerte deutsche Standardwerke zur Astromedizin.

Geddes, Sheila: Astrology and Health. The Aquarian Press, Wellingborough 1981. Kompakt und übersichtlich.

Huibers, Jaap: Gesund sein mit Metallen. Aurum, Freiburg 1976. Interessante Überlegungen zu Homöopathie und Astromedizin.

Jansky, Carl Robert: Astrology, Nutrition and Health. Para Research, Rockport, USA 1977. Eine der besten Einführungen in die astrologische Betrachtungsweise der Biologie des Menschen.

Jansky, Robert Carl: Modern Medical Astrology. Astro-Analytical Publications, Van Nuys, Calif. 1973/78. Für Leser, die sich weiterbilden wollen.

Sarai Chocron Daya: Heilen mit Edelsteinen. Irisiana/Hugendubel, München 1983. Interessante alternative Heilmethode mit kurzen astrologischen Ausblicken.

Wer mehr über das revolutionäre neue Heilverfahren des Spagyrikers Ulrich Heinz erfahren möchte, dem sei folgendes Buch empfohlen:

Heinz, Ulrich Jürgen: Spagyrik – Die medizinische Alternative. Bauer Verlag, Freiburg 1985

Wer sich für HOMÖOPATHIE interessiert, dem seien folgende Bücher empfohlen:

Was man von der Homöopathie wissen sollte. Deutsche Homöopathische Union (DHU), Postfach 41 02 80, 7500 Karlsruhe 41. Kleine, kostenlose Broschüre.

Braun, Artur: Methodik der Homöotherapie. Johannes Sonntag, Regensburg 1975/82. Eine sehr gute, verständliche Einführung mit praktischen Beispielen.

Voegeli, Dr. med. Adolf: Warum so krank? Verlag Volksheilkunde, Bochum 1980. Hochinteressante Gedanken des 83jährigen, international angesehenen Homöopathen.

Für denjenigen, der mehr über SCHÜSSLERSALZE erfahren will, gibt es diese Bücher:

Die Biochemie Dr. Schüßlers, ein natürliches Heilverfahren. Biochemischer Bund Deutschland, Goslar. Eine kleine, kostenlose Broschüre.

Jaedicke, Dr. H.G.: Dr. Schüßlers Biochemie. Eine Volksheilweise. Alwin Fröhlich, Bad Vilbel 1983. Für die Praxis erarbeitetes Taschenbuch.

Sawtell, Vanda: Astrology and Biochemistry. Health Science Press, Hengisch 1970. Eine gelungene Darstellung der Schüßlersalze vom Standpunkt der Astrologie.

GESUNDHEIT UND KRANKHEIT

Block, Dr. Siegfried: Besser essen, länger leben. Mosaik, München 1983. Spannende Lektüre mit Anekdoten und praktischen Ratschlägen.

Cousins, Norman: Der Arzt in uns selbst. rororo, Hamburg 1981. Die hochinteressante Biographie eines Kranken, den die Ärzte aufgaben.

Dossey, Larry: Die Medizin von Raum und Zeit. Sphinx, Basel 1984. Hochinteressante philosophische Überlegungen zu einem neuen Medizinverständnis.

Smith, Dr. Tony: Das Mosaik Handbuch der Gesundheit für die ganze Familie. Mosaik, München 1982/84. Vollständig, lebendig und übersichtlich. Sehr empfehlenswert!

Theimer, Walter: Das Rätsel des Alterns. Kiepenheuer & Witsch, Köln 1981. Hervorragende Darstellung der verschiedenen Alterstheorien.

Vogel, A.: Der kleine Doktor. A. Vogel, CH-9053 Teufen (Ar) 1952/78. Mit einer Fülle praktischer Rezepte.

Register

187

189

Gutschein

Gegen Einsendung von DM 10,– erhalten Sie Ihr computerbe-
rechnetes Horoskop, wie Sie es von Seite 99 in diesem Buch kennen. Bitte füllen Sie den Gutschein *leserlich* und in Blockschrift
aus.

Name: _____

Adresse: _____

Geburtsdatum: _____   Zeit: _____

Geburtsort: _____   Land/Kreis: _____
(Bitte bei kleinen Orten die nächsten größeren Orte angeben)
— —

✂

Senden Sie den ausgefüllten Gutschein mit allen Angaben an:

Peter Ripota
Konrad-Celtis-Str. 74
D-8000 München 70